Convivir con la diabetes

Todo lo que necesita saber
para hacerse cargo de
su salud y vivir mejor

Jean-Louis Chiasson, endocrinólogo
Julie Demers, farmacéutica
Françoise Desrochers, enfermera
Micheline Fecteau-Côté, nutrióloga (dietista)
Sylvie Fournier, farmacéutica
Lyne Gauthier, farmacéutica
Christiane Gobeil, nutrióloga (dietista)
Lise Lussier, psicóloga
Caroline Rivest, farmacéutica
Danièle Tremblay, psicóloga

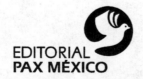

EDITORIAL
PAX MÉXICO

Título de la obra en francés: *Connaitre son diabète... pour mieux vivre!*
Publicada por Éditions Maclean Hunter Santé, Montreal, Canadá

COORDINACIÓN EDITORIAL: Matilde Schoenfeld
TRADUCCIÓN: Sofía Sarquis
PORTADA: Perla A. López Romo

© 1999 CHUM – Hotel-Dieu, Unité de jour de diabète
© 1999 Éditions Maclean Hunter Santé
© 2005 Editorial Pax México, Librería Carlos Cesarman, S.A.
        Av. Cuauhtémoc 1430
        Col. Santa Cruz Atoyac
        México, D.F. 03310
        Teléfono: 5605 7677
        Fax: 5605 7600
        editorialpax@editorialpax.com
        www.editorialpax.com

Primera edición en esta editorial
ISBN 978-968-860-645-2
Reservados todos los derechos
Impreso en México / *Printed in Mexico*

Índice

Segunda edición

Esta obra fue realizada por el equipo multidisciplinario de la unidad de diabetes del Hôtel-Dieu del Centro Hospitalario de la Universidad de Montreal, integrado por el Doctor Jean-Louis Chiasson, endocrinólogo: Julie Demers, farmacéutica; Françoise Desroches, enfermera; Micheline Fecteau-Côté, nutrióloga (dietista); Sylvie Fournier, farmacéutica; Lyne Gauthier, farmacéutica; Christine Gobeil, nutrióloga; Lisa Lussier, psicóloga; Caroline Rivest, farmacéutica, y Danièle Tremblay, psicólogo.

Agradecimientos

Agradecemos al personal de servicio de la unidad de endocrinología, metabolismo y nutrición del Hôtel-Dieu por su colaboración, así como a Susanne Bordeleau-Chénier por el trabajo secretarial.

Esta obra proporciona al paciente diabético la mayor información posible sobre su enfermedad para que pueda optimizar su estado de salud y, por lo tanto, disminuir al mínimo el número de hospitalizaciones y complicaciones a corto y largo plazo relacionadas con la diabetes.

Ayudará al paciente a adquirir hábitos de vida favorables al mantenimiento de una glucemia normal, y a ser capaz de:

1. Adquirir los conocimientos básicos sobre la diabetes.
2. Adaptar su alimentación en función de la diabetes y de sus diversas actividades.
3. Tomar en cuenta la influencia del estrés y del ejercicio físico en el control de su enfermedad.
4. Reconocer las complicaciones que se derivan del alza o la baja de las concentraciones de glucosa.
5. Saber qué hacer cuando se manifieste alguna complicación,
6. Seguir el tratamiento de manera adecuada.
7. Comprender la importancia del cuidado y limpieza de los pies.
8. Aprender a manejar correctamente los aparatos disponibles en el mercado para medir la glucosa en la sangre.
9. Recurrir al servicio médico según las necesidades.

CAPÍTULO 1

Generalidades sobre la diabetes

1. ¿Qué es la diabetes?

La diabetes es una enfermedad caracterizada por una elevación anormal de la glucosa en la sangre, es decir, por una glucemia demasiado elevada.

2. ¿Qué es una glucemia normal?

En una persona diabética, la glucemia se considera "normal" cuando se mantiene entre 72 y 126 mg/dl antes de los alimentos y por debajo de 180 mg/dl una hora después de los alimentos.

3. ¿Qué causa la diabetes?

La diabetes es ocasionada por la falta de insulina.

4. ¿De dónde proviene la insulina?

La insulina es fabricada por el páncreas, un órgano situado en el abdomen atrás del estómago.

5. ¿Cuál es la misión que cumple la glucosa en el organismo?

La glucosa es una importante fuente de energía para las células de nuestro organismo, del mismo modo que la gasolina es la fuente de energía que hace funcionar a los automóviles.

6. Y la insulina, ¿qué es lo que hace?

Si la glucosa es la gasolina de nuestro cuerpo, entonces podríamos decir que la insulina es como la llave que permite poner en marcha al carro. Al dejar que la glucosa entre en las células, la insulina hace que baje la glucemia (concentración de glucosa en sangre).

7. ¿Por qué aumenta la glucemia en las personas diabéticas?

El páncreas de las personas diabéticas no produce suficiente insulina para permitir que la glucosa entre en las células. Como consecuencia, la glucemia aumenta: esto es lo que se conoce como hiperglucemia.

8. ¿De dónde proviene la glucosa excesiva en la sangre de las personas diabéticas?

Proviene de dos fuentes:

• De los alimentos que contienen hidratos de carbono (o carbohidratos) que se encuentran en los alimentos.

• Del hígado, que almacena la glucosa consumida durante las comidas, con el propósito de tener glucosa disponible en el momento en que el cuerpo lo requiera. Cuando esto sucede, el hígado vierte la glucosa en la sangre.

9. ¿Cuáles son las características de la diabetes tipo 1 (o diabetes juvenil)

La diabetes tipo 1 se caracteriza en general por:

• Ausencia total de insulina.
• La enfermedad se manifiesta cerca de la pubertad o antes de los 40 años.
• Pérdida de peso.
• El tratamiento se basa en la administración de insulina.

10. ¿Cuáles son las características de la diabetes tipo 2?

La diabetes tipo 2 se caracteriza por:

• El páncreas no produce la suficiente insulina, además de que esta insulina es menos eficaz, lo que se conoce como resistencia a la insulina.
• La enfermedad se manifiesta después de los 40 años.
• Exceso de peso.
• El tratamiento puede consistir sólo en un cambio de régimen alimenticio, o acompañado por la administración de medicamentos para controlar la concentración de glucosa en sangre. En ocasiones, la inyección de insulina.

11. ¿Cuál es la meta del tratamiento de la diabetes?

Bajar la concentración de la glucosa en la sangre (glucemia) y mantenerla lo más cerca posible de la concentración normal.

12. ¿Por qué es importante mantener una glucemia normal?

Con la glucemia normal, el paciente diabético puede:

- Sentirse bien y mantenerse en forma.
- Evitar a largo plazo las complicaciones asociadas a la diabetes.

13. ¿Cómo puede la persona diabética mantener una glucemia normal?

Para controlar su diabetes, es necesario que uno se haga responsable de sí mismo y siga las siguientes reglas:

- Respetar el régimen alimenticio prescrito por el médico y bajar de peso hasta recuperar el peso normal.
- Practicar regularmente algún ejercicio.
- Medir regularmente su glucemia capilar.
- Tomar los medicamentos antidiabéticos orales tal como lo prescriba el médico.
- Adaptarse a la enfermedad y aprender a manejar el estrés.
- Informarse al máximo sobre la enfermedad.

- Usted es la persona más indicada para controlar, con la ayuda del médico, su diabetes.

- La diabetes es una enfermedad incurable y crónica, pero controlable.

- Usted es responsable de su salud.

- En la medida en que aprenda a mantener su glucemia lo más cerca posible de lo normal, usted se sentirá mejor.

- Mientras más informado esté sobre su enfermedad, mejor control logrará sobre ella.

CAPÍTULO 2

La hiperglucemia

1. ¿Qué es la hiperglucemia?

Se habla de hiperglucemia cuando la glucemia (concentración de azúcar en la sangre) se eleva por arriba de lo normal, es decir, por encima de 126 mg/dl antes de las comidas y por arriba de 180 mg/dl una hora después de los alimentos.

2. ¿Cuándo se encuentra en hiperglucemia la persona diabética?

La persona diabética se encuentra en hiperglucemia cuando, en su sangre, le falta insulina y le sobra glucosa, de manera que la insulina es insuficiente para manejar correctamente la glucosa que llega a la sangre.

3. ¿Cómo se puede dar cuenta de que tiene hiperglucemia?

Cuando la glucemia pasa de cierta medida (es decir, se eleva por encima de un cierto umbral), podrían manifestarse los siguientes síntomas:

- orina con más frecuencia y en mayor cantidad
- tiene sed intensa

- tiene hambre exagerada
- así como pérdida de peso

La hiperglucemia también puede provocar los siguientes síntomas:

- visión borrosa
- infecciones, sobre todo en los órganos genitales y la vejiga
- llagas o úlceras que cicatrizan mal
- fatiga

4. ¿Cuáles son las principales causas de la hiperglucemia?

Son:

- consumo excesivo de alimentos ricos en carbohidratos
- disminución de la actividad física
- una dosis inadecuada del medicamento antidiabético (insulina o pastillas)
- alguna infección
- aumento del estrés

5. ¿Qué debe hacer la persona diabética cuando cree que está en hiperglucemia?

Si uno sospecha que tiene hiperglucemia, es importante hacer lo siguiente:

- medir la glucemia capilar, (automedición casera de glucosa)
- si la glucemia es superior a 270 mg/dl, las personas diabéticas de tipo 1 deben verificar si hay cetonas en su orina
- tomar mucha agua para evitar la deshidratación
- identificar la causa de la hiperglucemia

- corregir la causa si es posible
- llamar al médico o ir a urgencias, si ocurre cualquiera de los tres casos siguientes: la glucemia se eleva por arriba de 360 mg/dl; si la concentración de cetonas en la orina es de media a alta; o si no se retienen los líquidos ingeridos oralmente

6. ¿Cuáles son las complicaciones de la hiperglucemia a largo plazo?

Al transcurrir los meses, la hiperglucemia puede provocar complicaciones en ojos, riñones, nervios, corazón y vasos sanguíneos.

CAPÍTULO 3

La hipoglucemia y el glucagón

1. ¿Qué es la hipoglucemia?

Se habla de hipoglucemia cuando la glucemia disminuye por debajo de lo normal, es decir, por debajo de 72 mg/dl.

2. ¿Por qué ocurre la hipoglucemia?

La hipoglucemia se produce cuando, en la sangre, hay demasiada insulina para manejar la demasiada poca glucosa que hay en la sangre.

3. ¿Quiénes son susceptibles de tener hipoglucemia?

Las personas que se inyectan insulina o que toman medicamentos que estimulan el páncreas para que produzca más insulina.

4. ¿Cuáles son las causas de la hipoglucemia?

Las causas más frecuentes son:

- una dosis equivocada de los medicamentos antidiabéticos (insulina o pastillas)
- la omisión de una comida o colación
- retraso en la ingestión de alimentos

- no comer los suficientes alimentos ricos en carbohidratos
- un error en la evaluación del contenido de carbohidratos de los alimentos
- un aumento en la actividad física
- el consumo de alcohol

5. ¿Cuáles son los síntomas de la hipoglucemia?

Si la hipoglucemia sobreviene **rápidamente**, se puede manifestar por los siguientes síntomas:

- escalofríos
- palpitaciones
- sudor
- visión borrosa
- mareo, desmayo
- palidez
- hambre
- cuando la hipoglucemia ocurre durante el sueño, pesadillas y sueño agitado

Si la hipoglucemia sobreviene **lentamente**, los síntomas son más discretos:

- sensación de adormecimiento alrededor de la boca
- bostezos
- fatiga
- deseo de dormir
- cambios de humor
- confusión

Si la hipoglucemia no es corregida, puede desembocar en la pérdida de la conciencia.

6. ¿Qué debe hacer la persona diabética cuando se encuentra en hipoglucemia?

Cuando el paciente sospecha estar en hipoglucemia, inmediatamente debe:

- Medir su glucemia capilar (automedición casera de glucosa).
- Ingerir un alimento que le proporcione 15 g de glúcidos, de preferencia, que se puedan absorber rápidamente, como alguno de los siguientes:

  - tres pastillas de glucosa,
  - 125 ml (4 onzas) de jugo de fruta,
  - 150 ml (5 onzas) de refresco,
  - 15 ml (3 cucharadas de té) de azúcar disueltas en agua,
  - 15 ml (3 cucharadas de té) de miel, mermelada o jarabe,
  - 4 o 5 pastillas de dulce,
  - 250 ml (1 taza) de leche,
  - 1 sobre de Monojel (10 g de glúcidos por sobre).

- Esperar 20 minutos y medir de nuevo la glucemia.
- Tomar otros 15 g de glúcidos si la hipoglucemia persiste.
- Determinar la causa de la hipoglucemia.

Si, una vez corregida la hipoglucemia, todavía faltan más de dos horas para la siguiente comida, se recomienda tomar una colación que contenga 15 g de glúcidos (por ejemplo, 250 ml de leche, o 6 a 8 galletas saladas con queso, o fruta con queso).

> **Nota:** Para los pacientes que toman acarbose (Prandase), la hipoglucemia sólo se corrige con tres comprimidos de glucosa BD o 250 ml de leche.

7. ¿Qué tan importante es tratar inmediatamente la hipoglucemia?

Es muy importante, por el riesgo de coma que implica.

8. ¿Cómo evitar las crisis de hipoglucemia?

En general, es posible evitarlas tomando las siguientes precauciones:

- realizarse regularmente mediciones caseras de glucosa
- respetar el régimen alimenticio prescrito por su médico, especialmente en el horario de las comidas, las colaciones y su contenido en carbohidratos
- consultar al médico y al dietista antes de empezar a hacer ejercicio o, en general, cuando vaya a realizar grandes esfuerzos físicos

---

LLEVE SIEMPRE CONSIGO UN ALIMENTO AZUCARADO

Tenga siempre glucagón a la mano en la casa, en el trabajo o al viajar.

Es importante que algún familiar del paciente aprenda a inyectar, en caso de que la persona diabética caiga en coma.

Recomendaciones para el tratamiento de la hipoglucemia en los pacientes diabéticos

Mídase de inmediato glucemia

⬇

Si la glucemia es inferior a 72 mg/dl:

⬇

Tome 15 g de carbohidratos en alguna de las siguientes formas:

1. Pastillas de glucosa:

   3 comprimidos de glucosa BD

   o

   5 pastillas de dextrosa

2. Tres sobres de azúcar disueltos en agua

3. 125 ml de jugo de naranja

4. 200 ml de leche + dos galletas

⬇

Espere de 15 a 20 minutos y vuelva a medirse la glucemia.

Si la glucemia todavía es inferior a 72 mg/dl,
tome otros 15 g de carbohidratos:

Espere 15 a 20 minutos: repita el tratamiento según sea necesario

Cuando la glucemia sea superior o igual a 72 mg/dl

⬇

¿Debemos tomar alimento (o colación) en las siguientes dos horas?

⬇   ⬇

Sí   No

Tomarlo como de costumbre   Añadir una colación que contenga
                               15 g de carbohidratos
                               Por ejemplo: 200 ml de leche
                               + 2 galletas

Precaución

1. En el caso de pacientes que están tomando acarbose, la hipoglucemia debe ser tratada de preferencia con 15 g de glucosa:

    3 comprimidos de glucosa BD
    o
    250 ml de leche

2. Si el paciente está afectado del riñón, es aconsejable corregir la hipoglucemia de la siguiente manera:

    comprimidos de glucosa
    3 comprimidos de glucosa BD
    o
    5 pastillas de dextrosa
    o
    3 sobres de azúcar disuelta en agua.

3. Inmediatamente después de una crisis de hipoglucemia severa (en la que el paciente haya requerido de ayuda de otra persona), si el paciente ha recibido una inyección de glucagón, es necesario darle, cuando recupere el conocimiento, una colación o alimento sustancial que contenga 45 g de carbohidratos: por ejemplo, un sandwich y 200 ml de leche.

CAPÍTULO 4

Autocontrol: glucemia capilar y hemoglobina glucosada

1. ¿Qué es el autocontrol?

El autocontrol consiste en que el propio paciente mida su glucemia. Por extensión, este enfoque también comprende el ajuste del tratamiento según los resultados obtenidos para mantener la glucemia lo más normal posible.

2. ¿Por qué practicar el autocontrol?

El autocontrol le permite a usted:

- Verificar el impacto de la alimentación, el ejercicio físico, las medicinas antidiabéticas y el estrés sobre la glucemia.
- Identificar las crisis de hipoglucemia e hiperglucemia e intervenir rápidamente.
- Modificar la alimentación, el ejercicio, los medicamentos y el estrés, según sus necesidades.
- Verificar el impacto de estos ajustes en la glucemia.
- Ganar confianza y seguridad en el manejo de su enfermedad.
- Y, sobre todo, llevar la glucemia lo más cerca posible del nivel normal y mantenerla allí.

3. ¿Por qué la persona diabética debe procurar mantener valores normales de glucemia?

Si es posible, la persona diabética debe tratar de mantener una glucemia "normal", es decir, entre 72 y 126 mg/dl antes de las comidas, y por abajo de 180 mg/dl una hora después de las comidas, para prevenir las complicaciones asociadas a la diabetes.

Dos importantes estudios sobre la diabetes, uno norteamericano realizado con diabéticos tipo 1 y el otro inglés, realizado con diabéticos tipo 2, muestran que el mantenimiento de la glucemia cerca del nivel normal reduce considerablemente la aparición y el progreso de complicaciones de la diabetes como:

- Retinopatía: 27 a 76% menos
- Nefropatía: 34% menos
- Neuropatía: 60% menos o mejoría
  de la neuropatía existente

4. ¿Cómo se mide la glucemia capilar?

La medición de la glucemia capilar se realiza en dos etapas:

a. Preparación del material y verificación de la tira reactiva.

- Lávese las manos con agua y jabón, y séquelas bien.
- Prepare el material: lector, tira reactiva, lanceta, estilete, pañuelos desechables.
- Inserte la lanceta en el estilete.
- Revise las fechas de caducidad de los reactivos.
- Saque una tira reactiva del frasco y ciérrelo inmediatamente.

b. Prueba y obtención de datos:

- Encienda el aparato.
- Inserte la tira reactiva en el soporte de tiras del aparato.
- Pique la extremidad lateral de un dedo (cambie de dedo cada vez).
- Exprima el dedo hasta obtener una gota gruesa de sangre.
- Deposite la gota de sangre en la parte reactiva de la tira.
- Espere el resultado.
- Anote el resultado en la columna correspondiente de su cartilla.

Existen varios tipos de lectores de glucemia capilar, y cada uno tiene sus propias características. En cada caso, siga las instrucciones de uso.

5. ¿Cuáles son las principales causas de una lectura incorrecta?

- El lector de glucemia capilar está sucio.
- El lector de glucemia capilar está mal calibrado.
- El lote de tiras tiene una calibración errónea.
- Las tiras están caducas.
- Las tiras se han humedecido.
- Las tiras estuvieron expuestas a temperaturas extremas (demasiado frío o demasiado calor).
- La gota de sangre fue demasiado pequeña.
- El usuario manejó mal el aparato.

6. ¿Con qué frecuencia debe uno medirse la glucemia capilar?

En general, es aconsejable que el paciente diabético se mida la glucemia cuatro veces al día: antes de cada comida y antes de dormir. A veces, el médico sugiere medir la glucemia una o dos horas después de las comidas y, en ocasiones, en el transcurso de la noche.

Una vez estable la glucemia, se pueden reducir las mediciones a una, dos o tres veces al día alternando entre los períodos antes de desayunar, comer o cenar o antes de dormir.

También es aconsejable medir la glucemia capilar cada vez que alguna molestia le haga sospechar que tiene hipoglucemia o hiperglucemia. Si padece otra enfermedad además de la diabetes, es necesario medirla más seguido.

Por último, es recomendable medir la glucemia antes, durante y después de hacer ejercicio, o de realizar cualquier otra actividad física intensa.

7. ¿Cómo debe anotar sus lecturas la persona diabética para que sean fáciles de analizar?

Los resultados de las lecturas deben ser anotados en la cartilla de autocontrol, cada uno en la columna correspondiente:

- En una columna van los resultados de las pruebas capilares realizadas antes del desayuno durante toda una semana.
- Otra columna debe estar reservada para los resultados de las pruebas capilares realizadas después del desayuno durante toda una semana.

- De igual manera, los resultados referentes a la comida y a la cena, y los obtenidos antes de dormir o durante la noche deben tener cada cual su propia columna.
- Los promedios semanales de las pruebas de glucemia capilar deben ser inscritos al pie de cada una de las columnas.
- Finalmente, una columna debe ser reservada para anotar comentarios.

Ejemplo:

Mediciones correspondientes a la semana que empieza
del domingo __01__ (día) __09__ (mes) __2005__ (año)

Día de la semana	Resultados de las glucemias capilares							Comentarios
	Desayuno		Comida		Cena		Antes de dormir	
	Antes	Después	Antes	Después	Antes	Después	Antes de colación	
Domingo	5.2		12.1					
Lunes	7.1				8.1			
Martes	4.6						4.1	
Miércoles	9.3		10.4					
Jueves	5.5				7.2			
Viernes	6.8						6.6	
Sábado	3.9		11.3					
Promedio	6.1		11.3		7.7		5.4	

El promedio se calcula sumando todas las cifras de una misma columna y dividiendo el total entre el número de cantidades de esa columna, por ejemplo, para calcular el promedio de los resultados anteriores a las comidas:

1. Sume:

$$12.1$$
$$+ \; 10.4 \qquad \text{(tres cantidades)}$$
$$\underline{11.3}$$
$$33.8$$

2. Divida:

$$33.8 \div 3 = 11.26$$

3. Redondee el número:

$$11.3$$

8. ¿Qué otra información debe anotar el paciente en su cartilla para facilitar el control de la glucemia?

Para facilitar el control de la glucemia, debe anotar en su cartilla de autocontrol la siguiente información:

- El resultado y la fecha de las glucemias capilares realizadas (en la columna correspondiente en relación con las comidas; por ejemplo: "antes de la cena").
- El resultado de la medición de las cetonas en la orina, con la fecha y la hora (en la columna "comentarios").
- La dosis y el nombre de cada uno de los medicamentos antidiabéticos que se le han prescrito, con la fecha y hora en que fueron tomados, así como los cambios de dosis (en "comentarios").
- En caso de haberse aplicado insulina, indique en cuál parte del cuerpo se inyectó (en "comentarios").
- No olvide indicar la técnica de inyección usada (en "comentarios").

- Y anote cualquier otro comentario pertinente: ¿Tuvo alguna crisis de hipoglucemia?, ¿sufrió alguna infección?, etcétera (también en la columna "comentarios").

9. Además de la glucemia capilar, ¿hay otros análisis que el médico podría indicar?

El médico también podría prescribir otros análisis de sangre para medir la fructosamina o la hemoglobina glucosada. Estos dos análisis de laboratorio reflejan cómo ha sido la calidad del control del diabético:

- En las dos a tres últimas semanas, en el caso de la fructosamina.
- Y en los tres últimos meses, en el caso de la hemoglobina glucosada.

CAPÍTULO 5

Medición de cetonas en la orina

1. ¿Qué son los cuerpos cetónicos?

Los cuerpos cetónicos son el producto de la degradación de la grasa corporal.

2. ¿Qué significa la presencia de cuerpos cetónicos en la orina?

La presencia de cetonas en la orina indica que la persona diabética está utilizando las reservas de grasa almacenadas en su cuerpo. Esto se debe a una falta de insulina.

En ausencia de insulina, las células del cuerpo no pueden utilizar la glucosa presente en la sangre. Cuando esto ocurre, el cuerpo utiliza la energía almacenada en forma de grasa. La degradación de las grasas produce estos cuerpos cetónicos o cetonas.

Degradar una sustancia, como la grasa, es lo mismo que transformarla en otra sustancia distinta, de estructura más sencilla. Durante la degradación, una parte de la energía contenida en la sustancia es liberada y, por lo tanto, puede ser utilizada.

3. ¿Por qué el diabético debe verificar si hay cetonas en su orina?

Porque la presencia de cuerpos cetónicos en su orina indica que la diabetes no está siendo tratada correctamente y que hay riesgo de que sufra una acidosis diabética. La acidosis diabética puede llevar al paciente al coma.

4. ¿Cuándo debe la persona diabética analizar su orina para detectar la presencia de cetonas?

Sobre todo, son los pacientes con diabetes tipo 1 los que deben vigilar la presencia de cetonas en su orina. Sin embargo, el médico también puede recomendar esta medida preventiva a ciertos pacientes con diabetes tipo 2.

Estas personas deben verificar la presencia de cuerpos cetónicos en su orina cuando la glucemia sea superior a 270 mg/dl o cuando el médico lo considere necesario.

Deberán realizar este análisis –además de la prueba de glucemia capilar– cuatro veces al día o más si es necesario, hasta que ya no haya rastros de cetonas en su orina y la glucemia capilar haya regresado a la normalidad.

También deberán hacer este análisis si se presentan los siguientes malestares:

- sed intensa
- dolores abdominales
- gran fatiga o somnolencia
- náuseas, vómito y dolor de corazón*

---

* Las náuseas y el dolor de corazón se pueden deber a diferentes factores.

5. ¿Qué debe hacer la persona diabética cuando confirma la presencia de cetonas en su orina?

- Beber mucha agua para ayudar a eliminar las cetonas del cuerpo.
- Añadir dosis complementarias de insulina regular de acción rápida, o de acción muy rápida (lispro) según las indicaciones del médico.
- Llamar inmediatamente al médico, o acudir a un servicio de urgencias si sigue habiendo cuerpos cetónicos en la orina a pesar del tratamiento, y si se manifiestan los siguientes malestares:

  ◆ dolores abdominales,
  ◆ gran fatiga o somnolencia,
  ◆ náuseas, (dolor de corazón), vómito.

6. ¿Cómo se realiza el análisis de cuerpos cetónicos en la orina?

1. Prepare el material: las tiras reactivas para detección de cetonas en orina, un recipiente seco y limpio, un cronómetro.
2. Verifique la fecha de caducidad de las tiras reactivas así como la fecha en que debe tirar el paquete después de haberlo abierto, es decir, cuatro meses después.

   ◆ Las tiras reactivas deben conservarse a temperatura ambiente (entre 18º C y 25º C).

3. Tome una muestra de orina fresca para la prueba:

   ◆ Vacíe completamente la vejiga y deje que esa orina se vaya al drenaje.

- Inmediatamente después, beba uno o dos vasos de agua.
- Cuando necesite, orine en un recipiente limpio y seco.

4. Tome una tira y cierre inmediatamente el frasco.

- Compare el color de la banda reactiva con la guía de color impresa en el frasco. Si tiene un color distinto, no la use: daría resultados erróneos.

Aplicación de la muestra de orina en la tira reactiva:

- Introduzca la zona reactiva de la tira en la orina fresca y retírela de inmediato.
- Escurra la tira reactiva en el borde del recipiente y comience el cronometraje.

Lectura y anotación del resultado:

- Deje pasar 15 segundos exactos. A continuación ponga la tira reactiva cerca de la carta de colores impresa en el frasco y, bajo una buena iluminación, compare el color con los de la muestra. Éstos le indicarán cuál es el resultado. Por último, anote el resultado en la cartilla de autocontrol de la glucemia.

Negativo	Huellas	Presencia baja	Presencia mediana	Presencia alta
–	+	++	+++	++++
0	0.5	1.5	4	144-288 mg/dl

CAPÍTULO 6

Alimentarse bien

1. ¿Cuáles son los objetivos de la alimentación en el tratamiento de la diabetes?

Son cinco:

1. Controlar la glucemia

En la alimentación, son los carbohidratos (o glúcidos), sobre todo, los que influyen directamente sobre la glucemia. Las variaciones en la glucemia pueden deberse a un consumo irregular de carbohidratos; esta irregularidad se puede deber a los alimentos que elige, las cantidades que ingiere, o la manera en que distribuye su consumo de carbohidratos a lo largo del día.

Para controlar la glucemia, hay que encontrar un equilibrio entre la alimentación y la insulina, sea la producida por el cuerpo o la inyectada.

Y no olvide que la actividad física y el estrés también influyen en el control de la glucemia.

2. Controlar el peso

Si el número de calorías (energía) consumidas es superior al número de calorías utilizadas, ocurre un aumento de peso. En los alimentos, los encargados de proporcionar calorías son los carbohidratos, las proteínas, los lípidos (grasas) y el alcohol. Una persona diabética cuyo peso sea superior a su peso ideal tendrá, generalmente, más dificultades para controlar su glucemia. Con frecuencia, una ligera pérdida de peso basta para mejorar la actividad de la insulina y, por lo tanto, para mejorar el control de la glucemia. Si desea bajar de peso, trate de hacerlo poco a poco y de manera realista; así, la pérdida de peso tendrá más probabilidades de ser duradera.

3. **Controlar la concentración de grasas (lípidos) en la sangre**
Demasiados lípidos en la sangre pueden causar problemas cardiovasculares.

Una persona diabética corre un riesgo más elevado de tener complicaciones cardiovasculares. Al observar ciertas reglas en la elección de los alimentos y de las cantidades a ingerir, es posible controlar mejor las concentraciones de triglicéridos y de colesterol en la sangre. Demasiados carbohidratos, grasas (también llamadas lípidos) y alcohol aumentan las concentraciones de triglicéridos; y demasiadas grasas saturadas, ácidos grasos total o parcialmente hidrogenados y colesterol aumentan las concentraciones de colesterol.

4. **Cubrir sus necesidades de energía, vitaminas y sales minerales**
Desde este punto de vista, la alimentación de la persona diabética no difiere de la de una persona sana. Se trata de consumir varios alimentos de cada uno de los seis grupos, básicos de alimentos en cantidades que permitan cubrir las necesidades nutricionales y mantener el peso corporal óptimo.

5. **Conservar el placer de comer**

Comer es uno de los placeres de la vida. Decidir alimentarse bien para sentirse mejor también debería ser un placer. En el transcurso de los años, todos desarrollamos hábitos alimenticios de acuerdo con los contextos familiar, social y cultural en que crecimos. Una persona diabética debe aprender a conciliar el aspecto médico de su alimentación con el placer de comer y con su contexto de vida.

2. ¿Qué medios podemos utilizar para alcanzar estos objetivos?

Todos estos objetivos pueden ser alcanzados por medio de un régimen alimenticio.

3. ¿Qué es un régimen alimenticio?

Es un plan individualizado para cada paciente. Con base en las necesidades nutricionales del paciente, los medicamentos que toma y las otras enfermedades que padece, este plan determina cuánto va a comer de cada grupo alimenticio, y cómo va a distribuir sus comidas a lo largo del día.

4. ¿Cuáles son las características de un régimen alimenticio?

Son la calidad, la cantidad, la constancia y la regularidad.

- **Calidad**

  Se trata de hacer la mejor elección. Por lo general, el régimen alimenticio de una persona diabética está organizado por grupos de alimentos. Los alimentos de un mismo grupo tienen cantidades parecidas de carbohidratos, proteínas y lípidos. Estos grupos son:

- ♦ lácteos
- ♦ verduras
- ♦ frutas
- ♦ cereales y tubérculos
- ♦ carnes y sus derivados
- ♦ lípidos o grasas

Puesto que los alimentos incluidos en cada uno de estos grupos tienen contenidos semejantes, es posible sustituirlos entre ellos para tener mayor variedad en nuestra dieta. Cada grupo de alimentos es importante para el equilibrio de nuestras comidas.

- • **Cantidad**

  Cada persona diabética tiene su propio régimen alimenticio. Según sus necesidades particulares, se le indica cuántas porciones de cada grupo de alimentos puede consumir. El tamaño de las porciones puede variar de un alimento a otro en un mismo grupo, para que el contenido de carbohidratos, proteínas y lípidos sea equivalente. Para familiarizarse con el tamaño de las porciones, es esencial, al principio, pesar y medir los alimentos.

- • **Constancia**

  Se trata de seguir un menú modelo en el día. Es lo que se llama un menú-tipo. Este menú-tipo distribuye las porciones de los alimentos de cada grupo entre todas las comidas del día. La distribución de estas porciones dependerá del tipo de tratamiento previsto para el diabético y de su actividad física. Para lograr que el aporte alimenticio de nuestras comidas sea constante, es importante seguir el modelo día tras día.

- **Regularidad**
  Se trata de tomar los alimentos y las colaciones a horas regulares, para evitar los malestares asociados a la hipoglucemia y a la hiperglucemia.

Nota: Las personas diabéticas bajo régimen de insulina basal-prandial gozan de una mayor flexibilidad en cuanto a las porciones y el horario de las comidas. Sin embargo, no es recomendable retardar el desayuno más allá de las nueve de la mañana. Las colaciones no son obligatorias en la mañana ni al mediodía. Si decide tomar una, asegúrese de que contenga menos de 20 g de carbohidratos para que no necesite inyectarse insulina. No obstante, es altamente recomendable tomar una colación en la noche, que debe ser consumida lo más tarde posible, es decir, después de las diez de la noche, y deberá incluir, además de los carbohidratos, una fuente de proteínas.

CAPÍTULO 7

Los carbohidratos: cómo reconocerlos

1. ¿Cuáles son los seis grupos de alimentos?

Para tener una alimentación bien equilibrada, nuestro régimen deberá estar, por lo general, constituido por los seis grupos de alimentos: lácteos, verduras, frutas, cereales y tubérculos, carnes y derivados y lípidos.

Recordemos que los alimentos de un mismo grupo tienen un contenido comparable de carbohidratos, proteínas y lípidos.

De estos grupos de alimentos, es sobre todo el de los que contienen carbohidratos el que tendrá una influencia directa sobre la glucemia.

2. ¿Qué es un hidrato de carbono (o carbohidrato)?

Este término designa todos los azúcares que se encuentran en los alimentos: glucosa, fructosa, lactosa y almidón.

3. ¿Cuál es la referencia del contenido en hidratos de carbono de un alimento?

El valor en hidratos de carbono o carbohidratos de los alimentos que uno consume se expresa en gramos (g). Nuestra referencia será: 1 cucharadita de azúcar = 5 g.

4. ¿Cuáles son los alimentos que contienen hidratos de carbono?

De los seis grupos de alimentos, dos contienen muy poco o nada de carbohidratos: las carnes y sus derivados y los lípidos.

Los otros cuatro contienen carbohidratos:

Lácteos: Las porciones de este grupo incluyen de 12 a 15 g de hidratos de carbono (2 ½ a 3 cucharaditas de azúcar). El tamaño de las porciones varía de un alimento a otro, siempre con el fin de proporcionar 15 g de hidratos de carbono.

> Por ejemplo: leche . . . . 250 ml (1 taza)
> yogurt natural . . . . 175 ml (¾ de taza)

Verduras: La mayoría de las verduras, crudas o cocidas, tienen poco contenido en hidratos de carbono: ½ taza de verduras contiene en promedio 5 g de hidratos de carbono o 1 cucharadita de azúcar. Estos son los alimentos que menos afectan la glucemia. Su contenido en hidratos de carbono importa si se toman grandes cantidades de una vez (1 ½ a 2 tazas = 15 g de hidratos de carbono).

Frutas: Las porciones de este grupo proporcionan en promedio 15 g de hidratos de carbono (3 cucharaditas de azúcar). El tamaño de las porciones varía de una fruta a otra, siempre con el fin de proporcionar 15 g de hidratos de carbono.

> Por ejemplo: plátano . . . . ½ pequeño
> pasas 15
> toronja . . . . ½ taza de jugo

Los hidratos de carbono de los jugos de fruta sin azúcar añadida son absorbidos más rápidamente que los hidratos de carbono de las frutas frescas, porque las fibras de las frutas frescas retardan la absorción de los hidratos de carbono.

Cereales y tubérculos: Las porciones de este grupo proveen en promedio 15 g de hidratos de carbono (3 cucharaditas de azúcar). El tamaño de las porciones varía de un alimento a otro, con el fin de proporcionar alrededor de 15 g de hidratos de carbono.

> Por ejemplo: pan . . . . 1 rebanada de 30 g
> espagueti cocido . . . 125 ml (½ taza)
> galletas 2

Es recomendable preferir los alimentos ricos en fibras, como el pan de trigo entero.

5. Hay alimentos que no forman parte de los seis grupos (pasteles, mermeladas, refrescos, etcétera). ¿Pueden incluirse en el régimen alimenticio?

La persona diabética no tendrá que preocuparse por los alimentos que contengan menos de 3 g de carbohidratos por porción, (como la: mermelada light), siempre y cuando sólo se consuma una porción a la vez y se distribuya las porciones durante todo el día.

El azúcar, la miel, la mermelada, y los jarabes contienen en promedio 5 g de hidratos de carbono por porción de 5 ml (1 cucharadita). **Una porción a la vez,** tomada en el momento de las comidas, no debe aumentar la glucemia. Tome en cuenta que estos azúcares contienen pocas vitaminas y minerales y son ricos en calorías.

Los pasteles, tartas, bisquets, galletas, helados, chocolates, bizcochos, contienen lípidos además de hidratos de carbono. Su valor energético (calorías) es, por lo tanto, muy elevado. Por esta razón, a una persona que está tratando de bajar de peso, no se le recomienda consumir estos alimentos de manera regular.

6. ¿Cómo saber cuántos hidratos de carbono tienen los alimentos que no están en la lista del régimen alimenticio?

Hay a la venta numerosos libros que informan sobre el contenido nutricional de los alimentos. También es importante leer la etiqueta de los productos para conocer su contenido en hidratos de carbono.

Veamos, por ejemplo, las galletas saladas:

- En este ejemplo, pondremos en negritas la información útil para conocer el tamaño de la ración y su contenido en hidratos de carbono.

- En este caso:

  1 porción = 16.8 g = 4 galletas

  = 11.4 g de hidratos de carbono

Tenga cuidado en no confundir el peso del alimento con el contenido en hidratos de carbono, ya que ambos se expresan en gramos.

Información nutricional **1 porción = 16.8 g (alrededor de 4 galletas)**	
energía	76 cal (320 kj)*
proteínas	1.9 g
grasas	2.5 g
hidratos de carbono	**11.4 g**
sodio	67 mg
potasio	55 mg

* cal y kj son los símbolos de "caloría" y "kilojoule", respectivamente: unidades empleadas para medir la energía.

7. ¿Cómo incluir este alimento en un régimen alimenticio?

Si su régimen se organiza en porciones de 15 g de hidratos de carbono, habrá que calcular cuántas galletas puede consumir para obtener 15 g de hidratos de carbono.

- En este caso:

  4 galletas = 11.4 g de hidratos de carbono

  5 galletas = 15 g de hidratos de carbono

Si su régimen se basa en dosis fijas de hidratos de carbono en cada comida, usted deberá tomar en cuenta el contenido en hidratos de carbono que hay en la cantidad de galletas que se propone comer:

  4 galletas = 11.4 g de hidratos de carbono

  4 galletas ÷ 11.4 = 2.85 g de hidratos de carbono por galleta

  7 galletas (2.85 x 7) = 19.95 g = 20 g de hidratos de carbono

> Si su régimen es de insulina basal-prandial, anote el valor exacto de hidratos de carbono de la porción que desea ingerir).

8. ¿Qué cantidad diaria de hidratos de carbono puede uno consumir?

La cantidad total de hidratos de carbono que usted puede consumir por día es determinada por su dietista, según sus necesidades. Esta cantidad representa en promedio la mitad de sus necesidades en calorías. El resto de las calorías es proporcionado por las proteínas y los lípidos. Es importe considerar que el alcohol también proporciona calorías, y que su consumo debe estar regulado según indicaciones del dietista o nutriólogo.

9. ¿Debe uno tomar cada día la misma cantidad de hidratos de carbono?

Depende del tratamiento:

- Si su tratamiento se basa únicamente en la alimentación, o si tiene un tratamiento médico fijo, ya sea con medicamentos antidiabéticos orales o con insulina, entonces usted debe ingerir cada día la misma cantidad de hidratos de carbono en un horario regular.
- La cantidad total de hidratos de carbono debe repartirse bien durante el día, ya que esto permite:
  - ◆ Evitar un aumento exagerado de la glucemia después de la comida, en aquellos cuyo tratamiento se basa únicamente en la alimentación o en hipoglucemiantes orales.
  - ◆ Hacer coincidir la ingestión de hidratos de carbono con la acción de la insulina y la actividad física, en los que se tratan con insulina.

> Las personas que están bajo régimen de insulina basal-prandial pueden comer cantidades variables de hidratos de carbono de un día a otro. Sin embargo, en las comidas deben evitar los excesos de grasas y proteínas.

10. ¿Por qué se aconseja la ingestión de alimentos ricos en fibras?

Los alimentos ricos en fibras son particularmente recomendables por su efecto benéfico en:

- el control de la glucemia, sobre todo después
  de las comidas
- el estreñimiento
- el control de lípidos en la sangre
- el apetito

Las fibras son sustancias vegetales no digeridas en el estómago
o el intestino. Por lo tanto, contienen la materia que queda en el
intestino una vez que la digestión de alimentos ha terminado.

Hay dos tipos de fibras alimenticias:

- Las **solubles**, que se encuentran en la avena, la cebada, los
  chícharos, frijoles, frutas y verduras. Estas fibras ayudan a
  disminuir la tasa de colesterol y limitan el aumento de la
  glucemia después de las comidas.
- Las **insolubles**, que se encuentran en la cáscara de trigo y
  también en los chícharos, frijoles, frutas y verduras. Estas fibras ayudan a los intestinos a funcionar con regularidad.

Por lo general, las etiquetas de los productos alimenticios incluyen la información sobre las fibras en el total de los hidratos
de carbono; no obstante, en algunos productos se especifica su
contenido.

CAPÍTULO 8

Las grasas: sólo las necesarias y la mejor elección

1. ¿Dónde se encuentran las grasas (o lípidos)?

Hay muchos alimentos que contienen grasas; sin embargo, no en todos los podemos distinguir a simple vista. Por ejemplo:

- los productos lácteos, la carne, el pan, los alimentos empanizados y fritos, las nueces, las almendras y ciertos cereales contienen grasas no visibles.

Además, tenemos las grasas que se emplean para guisar o aderezar las comidas: mantequilla, aceite, margarina, mayonesa, entre otras.

2. ¿Las grasas son todas equivalentes entre sí?

En porciones iguales, todas las grasas que a continuación enlistamos son equivalentes en términos de calorías:

- 5 ml (1 cucharadita) de:
  - ♦ mantequilla,
  - ♦ margarina,
  - ♦ aceite *light*, ➡ proporcionan alrededor de 40 calorías
  - ♦ grasa de carne
  - ♦ grasa de pescado

Por lo general, demasiadas grasas representan demasiadas calorías.

Y a pesos iguales, las grasas proporcionan dos veces más de calorías que los hidratos de carbono y las proteínas.

En lo que respecta a su efecto sobre los lípidos en la sangre, las grasas de los alimentos no necesariamente son comparables:

- El consumo exagerado de grasas aumenta la tasa de triglicéridos en la sangre.
- Las grasas que contienen una proporción elevada de ácidos grasos saturados aumentan la tasa de colesterol en la sangre.
- Los aceites vegetales hidrogenados o parcialmente hidrogenados aumentan la tasa total de colesterol y diminuyen la tasa de HDL-colesterol, llamado también "buen colesterol."
- Las grasas que tienen una proporción elevada de ácidos grasos monoinsaturados y poliinsaturados son recomendadas para prevenir un aumento en la tasa de colesterol de la sangre.

3. ¿Cuáles son las grasas ricas en ácidos grasos monoinsaturados y poliinsaturados?

Principalmente:

- La mayor parte de los aceites, las nueces y las almendras; los aceites de oliva son particularmente recomendados.
- La margarina suave no hidrogenada.

4. ¿Cómo controlar el consumo de las grasas?

Hay que limitarse a las cantidades recomendadas en el régimen alimenticio. En el caso de las materias grasas no visibles, el dietista deberá proporcionar indicaciones específicas en el régimen

alimenticio, principalmente para el grupo de las carnes y sus derivados, los lácteos y los cereales y tubérculos. Los contenidos
de grasas que aparecen en la etiqueta de un producto se pueden
comparar con los del grupo de alimentos correspondiente en el
régimen alimenticio.

Además, en lo que concierne a las grasas añadidas, hay que
consultar el régimen alimenticio para ver qué cantidad de porciones de grasa son recomendables: una porción de este grupo
de alimentos contiene 5 g (1 cucharadita) de grasa.

5. ¿Los productos *light* contienen menos grasas?

Es posible, pero no siempre ocurre así. (Para más información,
consulte el capítulo 9, "Saber leer las etiquetas de los productos
alimenticios: productos *light*. 'sin azúcar', 'sin grasa'. ¿Cuál elegir?").

Saber leer las etiquetas de los productos alimenticios: productos *light*, "sin azúcar", "sin grasa". ¿Cuál elegir?

1. ¿Qué tipo de información puede encontrarse en las etiquetas de los productos alimenticios?

Podemos encontrar tres tipos de información en los envases de los productos alimenticios:

- Referencias nutricionales, una tabla de información nutricional y una lista de ingredientes. Solamente la lista de los ingredientes es obligatoria.

2. ¿Qué es una referencia nutricional?

Es un dato que el fabricante da acerca de su producto. Los términos *light*, "sin azúcar" y "sin grasa" son referencias nutricionales.

Cuando se da una referencia nutricional, el envase debe incluir también información detallada sobre la referencia. En general, estos datos figuran en la tabla de información nutricional.

Los siguientes cuadros proporcionan algunos ejemplos de referencias nutricionales.

Cuadro 1: Productos *light*

Referencias nutricionales	Información relativa a la composición de los alimentos	Comentarios
Light o ligero	Puede referirse a la textura (aceite ligero), al sabor (suave) o al valor nutricional (bajo en calorías, azúcar, grasa, colesterol, sodio, etcétera).	Si el término *light* concierne al valor nutricional (calorías, grasas, etc.), deberá detallarse en el envase la información correspondiente. Puede aparecer como un porcentaje ("35% menos calorías", por ejemplo). O bien, estar incluida en la tabla de información nutricional. Ciertos productos *light* pueden tener menos grasa pero más hidratos de carbono que el alimento normal. Es necesario que siempre compare bien los productos *light* con los normales.

Cuadro 2: Hidratos de carbono (HCO)

Referencias nutricionales	Exigencias relativas a la composición de los alimentos	Comentarios
Contenido reducido de hidratos de carbono	El contenido de hidratos de carbono es 50% menor al del alimento normal sin aumento del aporte en energía (calorías).	Verifique la información nutricional, teniendo en cuenta la porción. Compruebe también el contenido de grasas.

continúa →

continuación ⟶

Bajo contenido de hidratos de carbono	2 g o menos de hidratos de carbono por ración.	Verifique el contenido de hidratos de carbono y adáptelo al menú-tipo.
Sin azúcar añadida Sin azúcar	Sin adición de azúcar ni sacarosa (miel, melaza, jugo de frutas, fructosa, glucosa).	Puede contener los azúcares naturales del alimento. Consulte la tabla de información nutricional, tomando en cuenta la ración. Verifique el contenido en hidratos de carbono y adáptelo al menú-tipo.
Sin azúcar Endulzado sin azúcar	No contiene más de 1 caloría por 100 g o por 100 ml.	

Cuadro 3: Grasas

Referencias nutricionales	Exigencias relativas a la composición de los alimentos	Comentarios
Sin grasas No contiene materias grasas	Contiene 0.5 g o menos de grasas por cantidad de referencia por ración indicada.	Puede incluir hidratos de carbono y proteínas (o sea, calorías). Compruebe la información nutricional tomando en cuenta la ración.
Bajo en grasas Bajo en materias grasas	Contiene 3 g o menos de lípidos por porción. Incluye 15 g o menos de grasas por 100 g de peso drenado.	Tomar en cuenta la porción para la cual se está indicando el valor nutritivo.

continúa ⟶

continuación ⟶

| Materias grasas reducidas | En comparación con el alimento normal, debe tener:
• mínimo 25% menos de lípidos
• mínimo 1.5 g menos de lípidos por porción
Sin incremento en calorías. | Puede contener más hidratos de carbono que el alimento normal.
Puede contener una proporción elevada de grasas saturadas. |

Cuadro 4: Colesterol

Referencias nutricionales	Exigencias relativas a la composición de los alimentos	Comentarios
Sin colesterol No colesterol Ningún colesterol	3 mg o menos de colesterol por 100 g 2 g o menos de grasas saturadas por porción y 15% o menos de la energía proviene de los ácidos grasos saturados.	No se debe confundir con el contenido en lípidos: los alimentos de esta categoría tienen pocas grasas saturadas, pero pueden contener gran cantidad de otros lípidos o de azúcar y, por lo tanto de calorías. Verifique la información nutricional tomando en cuenta la porción para la cual se indica.
Bajo contenido en colesterol Ligero en colesterol	20 mg o menos de colesterol por 100 g y por porción 15% o menos de la energía proviene de los ácidos grasos saturados.	

Cuadro 5: Calorías

Referencias nutricionales	Exigencias relativas a la composición de los alimentos	Comentarios
Reducido en calorías	Contiene de por lo menos 50% menos calorías que el alimento normal.	La reducción en calorías puede deberse a una disminución de los lípidos, o a una disminución de los hidratos de carbono. Compruebe la información nutricional tomando en cuenta la porción para la cual se indica.
Hipocalórico Bajo contenido en energía Bajo contenido en calorías Ligero en calorías Ligero en energía	Contiene por lo menos 50% menos calorías que el alimento normal y no debe contener más de 15 calorías por porción.	Consuma una porción a la vez. Respete el tamaño de la porción indicada en la información nutricional. No tome más de dos porciones al día.
Sin calorías	1 caloría o menos por 100 g de alimento.	

3. ¿Qué es un sustituto de azúcar?

Es una sustancia que reemplaza al azúcar de mesa (sacarosa) y endulza los alimentos. Algunos sustitutos prácticamente no contienen calorías, como el aspartame, mientras que otros, como la fructosa, contienen tantas calorías como el azúcar de mesa.

4. ¿Cuáles son los sustitutos del azúcar?

El siguiente cuadro contiene los sustitutos del azúcar con las dosis diarias aceptables y sus características.

Sustitutos energéticos	Cantidad aceptable si la diabetes está bien controlada	Comentarios
Fructuosa	3 g o menos por porción.	Puede aumentar las tasas de triglicéridos y colesterol si se toma en grandes cantidades. Puede causar diarrea si el consumo supera los 50 g por día.
Manitol*	20 g o menos por día.	Tolerancia gastrointestinal evaluada en 10 a 20 g por día.
Sorbitol*	5 g o menos por porción.	Una dosis de 10 g puede provocar malestares gastrointestinales.
Xilitol*	40 g o menos por día.	
Isomalt* Lactitol*	50 g o menos por día.	Un consumo superior a 50 g por día puede provocar diarrea.
Maltitol*	833 mg por kg	

* Azúcar-alcohol.

Sustitutos no energéticos	Dosis diarias aceptables	Comentarios
Acesulfame K	15 mg por kg o 1 g por día.*	Estable en alta temperatura. Frecuentemente asociado a otros edulcorantes.
Aspartame	40 mg por kg o 2.8 g por día.*	Inestable en alta temperatura, no puede usarse para cocinar.
Ciclamatos	10 mg por kg o 0.7 g por día.*	
Sacarina	0 a 5 mg por kg o 0.35 g o menos por día.*	Débil potencial cancerígeno observado en ratas.
Sucralosa	9 mg por kg o 0.63 g por día.*	No hay estudios sobre los efectos a largo plazo en las personas diabéticas.

* Para una persona de 70 kilos.

CAPÍTULO 10

Elaborando un menú

1. ¿Qué pasos hay que seguir para elaborar un menú?

- Basarse siempre en su régimen alimenticio.
- Identificar a qué grupos de alimentos pertenecen los guisos que eligió.

Ejemplo: espagueti con salsa de carne.

- ♦ Espagueti = grupo de harinas.
- ♦ Salsa de carne = grupo de carnes y sus derivados.

Encontrar en el grupo correspondiente el tamaño que debe tener la porción de este alimento.

Grupo de harinas y cereales 1 porción = 15 g de hidratos de carbono		Grupo de carnes y sustitutos	
Alimento:	1 porción:	Alimento:	1 porción:
Espagueti (cocido)	125 ml (½ taza)	Carne de res molida magra	30 g (1 onza)

Buscar en su menú-tipo el número de porciones apropiado para el guiso seleccionado, según los grupos a los que pertenezca.

Por ejemplo:

Menú-tipo

Cena

Lácteos	1 porción
Verduras	x porciones
Frutas	1 porción
Cereales y tubérculos	3 porciones
Carne y derivados	3 porciones
Grasas	3 porciones

Decidir el número de porciones por consumir.

Por ejemplo:

125 ml (1/2 taza) de espagueti	= 1 porción
Por lo tanto:	
375 ml (1 ½ taza)	= 3 porciones a consumir
Salsa de carne	= 3 porciones de carnes y derivados

- En el caso de nuestro ejemplo, todas las porciones de cereales y de carnes han sido utilizadas. Sólo faltará completar el menú de la cena con los otros grupos de alimentos (lácteos, verduras, frutas, grasas).

- Si su régimen alimenticio distribuye los hidratos de carbono en dosis fijas para cada comida, deberá tomar en cuenta el contenido de hidratos de carbono de su plato de espagueti. Complete su menú para alcanzar la cantidad de hidratos de carbono recomendada.

Si usted se encuentra bajo régimen de insulina basal-prandial, anote el contenido de hidratos de carbono de la porción que pretende comer. Por ejemplo: 1 ½ taza de espaguetis = 45 g de hidratos de carbono. Para poder calcular a simple vista el contenido de un alimento, hay que ejercitarse varias veces midiendo y pesando el alimento.

2. ¿Cómo conocer el valor nutricional de una receta?

Para conocer el valor nutricional de una receta, es necesario saber:

- El número de porciones o de unidades calculadas en la receta.
- El valor nutricional en gramos de hidratos de carbono, de proteínas y de lípidos de una porción o de una unidad de la receta.

Por ejemplo:

Panqués (*muffin*) con ciruelas pasa

Ingredientes: harina, ciruelas, azúcar, aceite, huevos, royal.
Rinde para: 18 panqués.
Valor nutricional por panqué: carbohidratos, 28 g; proteínas, 3 g; lípidos, 5 g.

Es importante recordar que una porción de la receta no necesariamente corresponde a una porción de un grupo alimenticio.

Por ejemplo: 1 panqué = 1 porción de la receta y 2 porciones de hidratos de carbono de 15 g cada una.

3. ¿Cómo adaptar el valor nutricional de una receta al régimen alimenticio?

a. Si el régimen alimenticio se reparte en porciones de 15 g de carbohidratos, se deberá calcular cuántas porciones de 15 g representa cada porción de la receta (un panqué, en este ejemplo). En este caso: 28 g ÷ 15 g = 1.9 = 2 porciones de 15 g.

b. La persona diabética debe conocer muy bien su régimen alimenticio para poder identificar en qué grupo o grupos será clasificado el platillo elegido.

c. En este ejemplo, el panqué con ciruelas pasa puede considerarse como una porción de frutas de 15 g de carbohidratos y una porción de cereales de 15 g de carbohidratos.

d. En lo que respecta al valor nutricional en proteínas y grasas de este panqué, hay que considerarlo como parte del grupo de cereales del régimen alimenticio. Los alimentos de este grupo contienen pocas proteínas y lípidos. Si una porción contiene 5 g de grasas, será necesario tomarlo en cuenta para equilibrar la comida en lo referente a lípidos.

e. Ahora podemos saber a cuántas porciones de la comida correspondiente en su menú-tipo equivale nuestra receta.

Por ejemplo:

Menú-tipo	
Comida	
Lácteos	1 porción
Frutas	1 porción
Cereales y tubérculos	2 porciones
Carnes y derivados	1 porción
Lípidos	2 porciones

En nuestro ejemplo, **un panqué cuenta por una porción de frutas, una porción de cereales y tubérculos y una porción de lípidos.** Para completar la comida, falta una porción de lácteos, otra porción de cereales y tubérculos, una porción de carnes y derivados y una porción de lípidos.

Si el régimen alimenticio está repartido en dosis fijas de hidratos de carbono por comida, hay que tomar en cuenta el valor en hidratos de carbono del o los panqués que uno coma y completar el menú para alcanzar la cantidad de hidratos de carbono recomendada.

> Si usted está bajo un régimen de insulina basal-prandial, anote el valor real en hidratos de carbono de la porción que desea comer, es decir: un panqué = 28 g de hidratos de carbono.

4. ¿Cómo conocer el contenido en hidratos de carbono de una receta si no se sabe para cuántas porciones rinde ni su valor nutricional?

Si usted no conoce el valor nutricional, lo puede calcular a partir de la lista de los ingredientes, utilizando una tabla de composición de los alimentos y dividiendo los valores totales obtenidos entre el número de porciones que usted piensa obtener de su receta.

CAPÍTULO 11

Situaciones particulares

A. COMER EN RESTAURANTES

1. ¿Qué debe tomarse en cuenta al elegir una comida en un restaurante?

Para poder elegir correctamente un menú, hay que conocer perfectamente su régimen alimenticio. Mientras más familiarizado esté usted con su plan de alimentación y el tamaño de las porciones, más fácil le será mantener los buenos hábitos alimenticios en un restaurante.

No dude en informarse sobre la composición de los platos del menú. Incluso puede llamar al restaurante con anterioridad para informarse.

Primero, elija los alimentos que contengan hidratos de carbono. Elegir un plato sencillo (por ejemplo: carne asada, tubérculos, verduras) en lugar de uno muy condimentado (ejemplo: pollo a la cacerola gratinado) facilita la adaptación del menú a los grupos de alimentos de su régimen.

Para evitar un exceso de calorías, ponga especial atención en el consumo de lípidos. Frecuentemente los restaurantes ofrecen platillos con cantidades elevadas de grasas.

He aquí algunos consejos para controlar las cantidades de lípidos de su comida:

- Carnes y pescados: elija una forma de cocción sin grasa: a la plancha, asado, al vapor (en el caso de pescado).

Pollo rostizado: consumir sin la piel.

- Lípidos (salsas, mantequilla, margarina, vinagretas, cremas): elija según las cantidades recomendadas en su plan de alimentación; pida la salsa y las vinagretas aparte; comparta las frituras con la persona que lo acompaña o evite añadir grasas a esa comida.

> Para poder calcular visualmente las cantidades del alimento servido, la persona diabética deberá ejercitarse muchas veces midiendo y pesando los alimentos. En ciertos casos, es por ensayo y error como uno aprende a calcular bien el contenido en hidratos de carbono de los platillos. Es posible ayudarse con el valor en hidratos de carbono de ciertos platillos congelados.

B. Cuando se pasa la hora de la comida

2. ¿Cuál es el efecto sobre la glucemia?

Un retraso de una hora o más en la comida puede conducir a una hipoglucemia si usted toma medicamentos antidiabéticos orales de tipo sulfoniluros o meglitinidos, o si se inyecta insulina en dosis fijas.

Si el retraso es de una hora, hay que tomar una colación de 15 g de hidratos de carbono y restar esta porción de hidratos de carbono de la comida.

Si el retraso es de dos a tres horas, tome una o dos porciones de cereales o tubérculos con queso y reste dichas porciones al grupo de cereales y tubérculos de su comida, o tome la colación prevista que el menú-tipo prevé para el caso de una comida atrasada. Si toma medicamentos antidiabéticos orales o insulina a dosis fijas, espere a tomarlos con la comida atrasada.

C. Alcohol

3. ¿Cómo afecta el alcohol a la glucemia?

Las bebidas alcohólicas que contienen azúcar pueden hacer que aumente la glucemia:

- La cerveza, los vinos aperitivos, los digestivos y los vinos dulces.

Las bebidas alcohólicas que no contienen azúcar no aumentan la glucemia si se les toma en pequeñas cantidades:

- El vino seco y los alcoholes destilados (ginebra, ron, whisky, vodka, coñac, etcétera.)

Beber alcohol aperitivo sin comer puede conducir a una hipoglucemia, sobre todo si está bajo medicamentos antidiabéticos orales de tipo sulfoniluros o meglitinidos, o si usted se inyecta insulina. Todo consumo de alcohol puede hacer que más tarde sufra hipoglucemia: si el alcohol es tomado con la cena, corre el riesgo de sufrir una hipoglucemia nocturna. Para evitar este riesgo, tome una colación antes de dormir y revise su glucemia capilar durante la noche.

4. ¿Qué factores considerar al beber alcohol?

El alcohol aporta una gran cantidad de energía (o sea, calorías). Un consumo demasiado elevado o frecuente puede ocasionar pérdida de peso. El alcohol no forma parte de ninguno de los grupos del régimen alimenticio y no tiene, por lo tanto, valor nutricional; en cambio, puede aumentar la tasa de triglicéridos (lípidos) en la sangre. No hay que consumir alcohol si la diabetes está mal controlada.

Jamás ingiera alcohol con el estómago vacío.

En general, las mujeres no deben consumir más de una porción al día, y los hombres, no más de dos porciones al día. Una porción equivale a:

- 45 ml de alcohol destilado
- 125 ml de vino seco
- 60 ml de jerez seco
- 375 ml de cerveza

Recuerde:
- **Una sola porción de alcohol puede conducir a la hipoglucemia.**
- **El alcohol debe consumirse lentamente.**
- **Una sola porción basta para afectar el aliento. Y dado que los síntomas de la hipoglucemia se parecen a los de la ebriedad, podrían confundirse uno por el otro y retardar el tratamiento adecuado.**
- **Nunca tome alcohol antes, durante ni después del ejercicio físico.**
- **Es recomendable llevar un brazalete o un pendiente que lo identifique como una persona diabética con el objetivo de evitar toda confusión entre ebriedad alcohólica y reacción hipoglucémica.**

D. ENFERMEDADES COMUNES

5. ¿Cuáles son los efectos de una enfermedad común sobre la diabetes?

Una enfermedad benigna como la gripa o la gastroenteritis puede influir negativamente en la diabetes. La enfermedad ejerce presión o estrés sobre el organismo y, en consecuencia, la glucemia tenderá a aumentar:

- Porque aumenta la secreción de hormonas que hacen entrar a la sangre las reservas de glucosa almacenadas en el hígado.
- Y porque estas mismas hormonas aumentan la resistencia de nuestras células a la insulina y, por lo tanto, limitan la entrada de glucosa en las células.

6. ¿Qué precauciones hay que tomar cuando se manifiesta una enfermedad común?

En caso de una enfermedad benigna como la gripa, que en general no requiere de una consulta médica, hay cinco importantes reglas a seguir:

1. Continúe tomando los medicamentos antidiabéticos orales y/o las dosis de insulina; es posible que sus necesidades de insulina aumenten. Si usted sigue un tratamiento por insulina, pídale a su médico una escala de ajuste de insulina que vaya de acuerdo con sus glucemias capilares.

Por ejemplo:

Ajuste de las dosis de insulina en los días de enfermedad

---

2 unidades de insulina por cada 36 mg/dl abajo de 252 mg/dl antes de cada comida y de acostarse.

---

2. Mida la glucemia capilar por lo menos cuatro veces al día, o cada dos horas si obtiene valores elevados.
3. Si la glucemia es superior a 270 mg/dl, verifique la presencia de cetonas en la orina.
4. Tome mucha agua para evitar la deshidratación.
5. Tome la cantidad de hidratos de carbono que se le haya recomendado como alimentos fáciles de digerir.

7. ¿Hay que actuar de la misma manera en el caso de la gastroenteritis?

La gastroenteritis provoca generalmente diarrea y vómito, lo que puede conducir a una deshidratación y a una pérdida de electrolitos (sodio y potasio). Para que pueda mantener la cantidad de hidratos de carbono recomendada en su plan de alimentación, se le recomienda seguir los siguientes tres pasos en la elección de sus alimentos, con el fin de evitar la deshidratación y de aliviar la diarrea y los vómitos.

Fase 1: Alimentación líquida

1. Suspenda los alimentos sólidos. Evite la leche y las bebidas lácteas.
2. En todo momento y sin restricción tome agua, caldo o consomé.
3. Tome cada hora 250 ml (1 taza) de la siguiente preparación:

Preparación para un litro o cuatro tazas:

> 500 ml (2 tazas) de agua
> 500 ml (2 tazas) de jugo de naranja sin azúcar
> 5 ml (1 cucharadita) de sal

250 ml (1 taza) de esta preparación proporciona alrededor de 15 g de hidratos de carbono

4. Trate de consumir la cantidad de hidratos de carbono recomendada por día.

5. Poco a poco reemplace progresivamente por otros jugos de frutas sin azúcar (excepto el de ciruelas pasa), gelatina aromatizada, refrescos sin cafeína y sin gas.

Fase 2: Alimentación baja en residuos

1. Añada gradualmente alimentos que contengan 15 g de hidratos de carbono para completar el total de glúcidos recomendado en su régimen alimenticio para las comidas y las colaciones.

Grupo de frutas:
- 1 manzana cruda pelada
- ½ plátano maduro
- 125 ml (1/2 taza) de jugo de naranja sin azúcar

Grupo de cereales y tubérculos:
- 2 panes dulces
- 8 galletas saladas
- 4 galletas sin sal ni azúcar
- 1 rebanada de pan tostado
- 125 ml (1/2 taza) de pastas
- 75 ml (1/3 taza) de arroz

2. Añada verduras cocidas: zanahorias, betabeles, espárragos, ejotes.

3. Añada carnes magras (de pollo o pavo), pescado cocido sin grasas ni queso fresco.

Fase 3: Vuelta a la alimentación normal

Retome progresivamente sus comidas normales, según su régimen alimenticio, evitando siempre:

Alimentos que producen gases:

• Maíz, leguminosas (chícharos, frijoles, habas, etcétera), col, cebolla, ajo, verduras crudas.

Irritantes:

• Frituras, especias, chocolate, café, refrescos de cola, alcohol.

IMPORTANTE: avise inmediatamente a su médico si uno de los siguientes síntomas se presenta:

• Glucemia capilar superior a 360 mg/dl
• Presencia de cetonas moderada o elevada en la orina
• Vómitos frecuentes e incapacidad de beber
• Fiebre superior a 38.5° C durante más de 48 horas

E. LOS VIAJES

8. ¿Cómo planear un viaje?

En la preparación de un viaje, deben tomarse en cuenta los siguientes factores:

• Su diabetes debe estar bien controlada (consulte a su médico).

- Pídale a su médico una carta donde informe que usted padece diabetes y describa su tratamiento, sobre todo si requiere inyecciones de insulina.
- Lleve una identificación que mencione su diabetes.
- Si tiene un seguro o lo va a contratar, infórmese acerca de la cobertura que ofrece por los gastos médicos ocasionados en el extranjero por enfermedades preexistentes y los gastos de repatriación por urgencia médica.
- Infórmese sobre las costumbres del o los países que va a visitar.
- Informe a la compañía aérea que usted padece diabetes.

9. ¿Qué precauciones se deben tomar para transportar el material y los medicamentos necesarios para el tratamiento de la diabetes?

Lleve en su bolsa (no en la maleta o valija) todo lo que necesite para el tratamiento, es decir:

- El doble de la insulina necesaria (en caso de pérdida o por si no la encuentra en el país visitado).
- Un estuche aislante para proteger la insulina.
- Un estuche de autocontrol.
- Medicamentos para controlar la diarrea y el vómito y antibióticos.
- Y provisiones de alimentos para tomar en caso de hipoglucemia o de retraso en las comidas.

10. ¿Qué recomendaciones especiales hay que seguir durante el viaje?

- Respete lo más posible el horario habitual de las comidas y las colaciones, sobre todo si está bajo régimen de insulina premezclada (insulina de acción intermedia o NPH con insulina de acción rápida o muy rápida (ver capítulo 14: Las insulinas).
- Siga midiendo su glucemia capilar regularmente para verificar que su diabetes está bajo control, ya que sus hábitos cotidianos pueden cambiar
- Siempre tenga a la mano una colación.

11. Bajo un régimen de insulina mezclada, ¿cómo deben ajustarse las dosis en caso de un viaje que implique un cambio de horario de más de tres horas?

El régimen de insulina mezclada es una mezcla de insulina de acción intermedia o NPH e insulina de acción rápida, que se inyecta antes del desayuno y la cena.

- Imaginemos un viaje Montreal-París, en el que el cambio de horario es de seis horas. Supongamos que usted toma:
  - ◆ 16 unidades de insulina NPH y 8 de insulina regular antes del desayuno.
  - ◆ 6 unidades de insulina NPH y 6 de insulina regular antes de la cena.

Viaje de ida

Montreal-París. El día de la salida será seis horas más corto, por lo que se sugiere disminuir la insulina NPH 50% antes de la cena y dividir la dosis de insulina regular en dos.

Comidas	Glucemia capilar	Insulina (unidades)	Valor nutricional
Montreal: desayuno	sí	NPH 16, Reg. 8	normal
Montreal: comida	sí	–	normal
Montreal: cena	sí	NPH 3, Reg. 3	50%
Durante el vuelo: cena	sí	Reg. 3	50%
Durante el vuelo: desayuno	sí	NPH 16, Reg. 8	normal

Viaje de regreso

París-Montreal. El día del regreso será seis horas más largo, así que se recomienda añadir una comida complementaria (50% de la cena habitual), precedida por una dosis de insulina regular complementaria, igual a 50% de la dosis habitual, antes de la colación complementaria (siempre que esta comida represente sólo 50% de la comida habitual).

Comidas	Glucemia capilar	Insulina (unidades)	Valor nutricional
París: desayuno	sí	NPH 16, Reg. 8	normal
París: comida	sí	–	normal
Durante el vuelo: cena	sí	NPH 6, Reg. 6	normal
Montreal: cena suplementaria	sí	Reg. 3	50%

12. Bajo régimen de insulina prandial-HS, ¿cómo ajustar las dosis durante un viaje que implique un cambio de horario de más de tres horas?

El régimen de insulina prandial-HS comprende una inyección de insulina de acción rápida o muy rápida antes de cada comida y una inyección de insulina de acción intermedia al acostarse.

Volvamos al ejemplo del viaje Montreal-París, con su cambio de horario de seis horas. Supongamos que usted toma:

- Insulina regular: 8 unidades antes del desayuno
- Insulina regular: 8 unidades antes de la comida
- Insulina regular: 8 unidades antes de la cena
- Insulina NPH: 8 unidades antes de acostarse

Viaje de ida

Montreal-París. El día de la salida será seis horas más corto, por lo que se sugiere adelantar la hora de la dosis de insulina NPH y disminuirla 50%, así como dividir la dosis de insulina regular en dos.

Comidas	Glucemia capilar	Insulina (unidades)	Valor nutricional
Montreal: desayuno	sí	Reg .8	normal
Montreal: comida	sí	Reg. 8	normal
Montreal: cena	sí	NPH 4, Reg. 4	50%
Durante el vuelo: cena	sí	Reg. 4	50%
Durante el vuelo: desayuno	sí	Reg. 8	normal

Viaje de regreso

París-Montreal. El día de regreso será seis horas más largo, por lo que se sugiere añadir una comida complementaria (50% de la cena habitual), precedida de 50% de la dosis habitual de insulina regular inyectada antes de la cena (siempre que la cena represente 50% de la habitual).

Comidas	Glucemia capilar	Insulina (unidades)	Valor nutricional
París: desayuno	sí	Reg. 8	normal
París: comida	sí	Reg. 8	normal
Durante el vuelo: cena	sí	Reg. 8	normal
Montreal: cena	sí	Reg. 4	50%
Montreal: colación de la noche	sí	NPH 8	colación

13. Bajo régimen de insulina basal-prandial, ¿cómo deben ajustarse las dosis durante un viaje que implique un cambio de horario de más de tres horas?

El régimen de insulina basal-prandial comprende una inyección de insulina de acción rápida o muy rápida antes de cada comida y una inyección de insulina de acción prolongada al acostarse.

Recordemos: el viaje Montreal-París implica un cambio de horario de seis horas. Supongamos que usted toma:

- Insulina UL: 12 unidades antes de acostarse.
- Insulina regular: 1.2 unidades/10g de hidratos de carbono antes del desayuno.

- Insulina regular: 1 unidad/10g de hidratos de carbono antes de la comida.
- Insulina regular: 1 unidad/10g de hidratos de carbono antes de la cena.

Debido a la larga duración de la acción de la insulina UL, no hay necesidad de cambiar la dosis.

Viaje de ida

Montreal-París. El día de ida será seis horas más corto, por lo que se sugiere adelantar la dosis de insulina UL antes de la salida. Aunque las personas diabéticas pueden esperar a tomar su cena en el avión, es aconsejable tomar una colación antes de partir.

Comidas	Glucemia capilar	Insulina (unidades)	Valor nutricional
Montreal: desayuno	sí	Reg. 1.2 / 10g carbohidratos	normal
Montreal: comida	sí	Reg. 1.0 / 10 g carbohidratos	normal
Montreal:colación a media tarde	sí	UL 12; Reg.1.0 / 10g carbohidratos	50%
Durante el vuelo: cena	sí	Reg. 1.0 / 10g carbohidratos	normal o 50%
Durante el vuelo: desayuno	sí	Reg. 1.2 / 10 g carbohidratos	normal

Viaje de regreso

Paris-Montreal. El día de regreso será seis horas más largo, por lo que se sugiere añadir una comida complementaria (de aproximadamente 50%) en la noche antes de la dosis habitual de insulina regular antes de la cena.

Comidas	Glucemia capilar	Insulina (unidades)	Valor nutricional
París: desayuno	sí	Reg. 1.2 / 10g carbohidratos	normal
París: comida	sí	Reg. 1.0 / 10 g carbohidratos	normal
Durante el vuelo: a media tarde	sí	Reg. 1.0 / 10 g carbohidratos	normal
Montreal: cena	sí	Reg. 1.0 / 10g carbohidratos	normal o 50%
Montreal: colación cena	sí	UL 12 unidades	colación

14. Bajo el régimen de insulina premezclada, ¿cómo deben ajustarse las dosis durante un viaje que implique un cambio de horario de más de tres horas?

El régimen de insulina premezclado comprende una inyección de insulinas de acción intermedia y rápida ya mezcladas en proporciones de 30/70, 50/50, antes del desayuno y la cena.

Volvemos a nuestro mismo ejemplo, en el que el cambio de horario es de seis horas. Supongamos que usted toma insulina premezclada 30/70:

- 20 unidades antes del desayuno
- 10 unidades antes de la cena

Viaje de ida

Montreal-París. El día de la salida será seis horas más corto, por lo que se sugiere tomar por la tarde la mitad de la dosis de insulina de la cena y la otra mitad durante el vuelo a la hora de la cena.

Comidas	Glucemia capilar	Insulina (unidades)	Valor nutricional
Montreal: desayuno	sí	premezclada 30/70 20	normal
Montreal: comida	sí	–	normal
Montreal: tarde	sí	premezclada 30/70 5	50%
Durante el vuelo: cena	sí	premezclada 30/70 5	50%
Durante el vuelo: desayuno	sí	premezclada 30 / 70 20	normal

Viaje de regreso

París-Montreal. El día de regreso será seis horas más largo, por lo que se sugiere añadir una comida complementaria en la noche (50% de la cena habitual), precedida de una dosis de insulina equivalente a 50% de la dosis habitual antes de la cena.

Comidas	Glucemia capilar	Insulina (unidades)	Valor nutricional
París: desayuno	sí	premezclada 30/70 20	normal
París: comida	sí	–	normal
Durante el vuelo: tarde	sí	premezclada 30/70 10	normal
Montreal: cena	sí	premezclada 30/70 5	50%
Montreal: colación noche	sí	–	colación

Los medicamentos antidiabéticos orales

1. ¿Qué es un medicamento antidiabético oral?

Es un medicamento que se toma oralmente y que hace bajar la glucemia.

2. ¿Cuántas clases de antidiabéticos orales existen?

Cuatro:

- Las **sulfonilureas**, como la cloropropamida, la tolbutamida, la gliburida y la gliclazida.
- Las **meglitinidas**, como la repaglinida.
- Las **biguanidas**, como la metformina.
- Los **inhibidores de las alfa-glucosidasas**, como la acarbosa.

3. ¿En qué casos se utilizan los antidiabéticos orales para el tratamiento de la diabetes?

Los medicamentos antidiabéticos orales se utilizan en el tratamiento de la diabetes de tipo 2 cuando el régimen alimenticio, el ejercicio y la pérdida de peso no son suficientes para normalizar la glucemia.

¡Cuidado! Los medicamentos antidiabéticos orales no reemplazan el régimen alimenticio, el ejercicio y la pérdida de peso: los complementan.

4. ¿Cómo hacen bajar la glucemia las sulfonilureas y las meglitinidas?

Las sulfonilureas y las meglitinidas hacen bajar la glucemia estimulando el páncreas para que produzca más insulina. Por lo tanto, son ineficaces si las células del páncreas que producen la insulina ya no funcionan.

5. ¿Cuáles son los posibles efectos indeseables de las sulfonilureas y las meglitinidas?

La hipoglucemia es el más frecuente efecto indeseable atribuido a las sulfonilureas y las meglitinidas. Y puede presentarse en cualquier momento del día o la noche. Por lo tanto, hay que adaptar las dosis.

6. ¿Cómo hacen bajar la glucemia las biguanidas?

La hacen bajar aumentando la sensibilidad de las células del organismo a la insulina y disminuyendo la producción de glucosa por el hígado.

7. ¿Cuáles son los posibles efectos indeseables de las biguanidas?

Los efectos indeseables que se atribuye con más frecuencia a las biguanidas son: sabor metálico en la boca y problemas digestivos, sobre todo diarrea. Pero no producen hipoglucemia.

8. ¿Cómo bajan la glucemia los inhibidores de las alfa-glucosidasas?

Los inhibidores de las alfa-glucosidasas hacen bajar la glucemia después de las comidas retardando la absorción de los hidratos de carbono ingeridos en el momento de la comida. Por lo tanto, son eficaces sólo cuando se toman con las comidas.

9. ¿Cuáles son los posibles efectos indeseables de los inhibidores de las alfa-glucosidasas?

Sus efectos indeseables consisten en problemas digestivos, sobre todo inflamación o flatulencia (gases). Pero no provocan hipoglucemia.

10. ¿Cuál es el mejor momento para tomar antidiabéticos orales?

Después de la primera cucharada de comida. Esto tiene dos ventajas: primero, hay menos riesgos de olvidar tomarlos; segundo, así nos aseguramos de que a la toma del medicamento le sigue la ingestión de la comida. Los inhibidores de las alfa-glucosidasas deben obligatoriamente ser tomados con la primera cucharada de comida **para ser eficaces.**

11. ¿Qué hay que hacer si uno olvida tomar una dosis?

- Si uno se percata pronto del olvido, puede tomar la dosis inmediatamente; si no, hay que esperar la hora de la siguiente dosis.
- Nunca duplique las dosis.

- En lo que respecta a los inhibidores de las alfa-glucosidasas, no son eficaces si no se toman con la comida; por lo tanto, es inútil tomarlas después de la comida en caso de olvido.

Mecanismos de acción de los medicamentos antidiabéticos orales

---

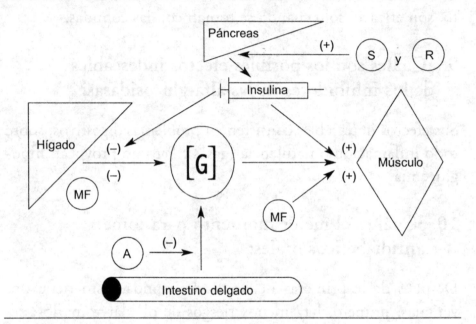

S: Sulfonilureas
R: Repaglinida
MF: Metformina
A: Acarbosa
G: Glucemia

CAPÍTULO 13

Los medicamentos sin receta

1. ¿Son inofensivos los medicamentos que no requieren receta?

Ningún medicamento es totalmente inofensivo. En ciertas condiciones, los medicamentos que no requieren receta pueden provocar efectos secundarios dañinos: razón de más para seguir con cuidado las instrucciones de uso.

En los casos en que el medicamento no incluya un instructivo de uso en el empaque, sugerimos siempre leer el instructivo correspondiente en el *Diccionario de especialidades farmacéuticas* disponible en todas las farmacias.

2. ¿Cómo elegir un producto que convenga a su estado de salud?

En primer lugar consulte a su médico.

Ciertos medicamentos que no requieren de receta deben ser evitados o utilizados con prudencia cuando se padece ciertas enfermedades, o si se toman al mismo tiempo que otros medicamentos que sí han sido prescritos.

3. ¿Cuáles son las advertencias que pueden aparecer en el empaque de un medicamento?

Las hay de dos clases. Algunas deben ser atendidas por todas las personas. Otras se aplican sólo a casos particulares. Algunas pueden ser:

Advertencias para todos los usuarios

Somnolencia

Puede ocasionar somnolencia o entorpecer sus reflejos. Evite tomarlo con alcohol u otros tipos de medicamento con efecto tranquilizante, sobre todo si conduce un vehículo.

Dependencia

Puede generar hábito de consumo. No utilice este producto por un período largo de tiempo.

S.O.S

¡Advertencia! Consulte a su médico antes de utilizar este producto, para que le explique su modo de empleo.

Advertencias para casos particulares

Contraindicación

Puede ser dañino para su salud si usted padece hipertensión, hipertrofia de la próstata, hipertiroidismo (bocio) o si toma antidepresivos.

Intolerancia

Contiene aspirina. No lo tome si sufre gota, úlcera gástrica, asma o si toma anticoagulantes.

Diabetes

No lo tome si sufre diabetes. Este medicamento puede provocar efectos secundarios indeseables.

4. ¿Qué advertencias conciernen a la persona diabética?

Además de las aplicables a todos los usuarios, la persona diabética debe prestar particular atención especial a "no tomar si sufre diabetes." Los medicamentos marcados con esta advertencia deberán ser evitados o utilizados con mucha precaución.

5. ¿Dónde se encuentran las advertencias y contraindicaciones?

Pueden estar en los siguientes lugares:

- Impresas sobre caja del producto
- Impresas sobre el frasco o tira que contiene directamente la cápsula, jarabe, etcétera
- En un instructivo incluido dentro del empaque

6. ¿Con qué tipo de medicamentos deben tener cuidado las personas diabéticas?

- Los descongestionantes orales (contra la congestión nasal)
- Los medicamentos que contienen azúcar

- Las preparaciones queratolíticas para la piel (para ablandar los callos: ácido salicílico, ácido tánico y otros)

7. ¿Por qué deben tomarse con precaución los descongestionantes orales?

Porque tienen un efecto hiperglucemiante. No obstante, la mayoría de los descongestionantes orales provocan pocos efectos hiperglucemiantes cuando son utilizados en las dosis recomendadas. Pero no olvidemos que es muy frecuente hacer un consumo elevado de este tipo de productos. En efecto, considerando que los remedios para la gripa suelen contener mezclas de ingredientes (contra la tos, la fiebre, etcétera), es muy posible que dos productos usados por una persona incluyan entre sus ingredientes el mismo descongestionante. De ser así, el paciente estará duplicando la dosis de manera involuntaria.

Si uno prefiere no tomar descongestionantes en jarabe o en pastilla, es posible emplear otros medios para aliviarse. Primero hay que tomar mucha agua, humidificar el ambiente y utilizar un vaporizador nasal de agua salada. Después, si la congestión persiste, se puede probar un descongestionante administrado mediante un vaporizador nasal (durante 72 horas máximo).

8. ¿Por qué deben ser utilizados con precaución los medicamentos que contienen azúcar?

Es importante que la persona diabética sepa qué medicamentos contienen azúcar para no alterar involuntariamente el control de su glucemia. Por lo tanto, deberá evitar todo medicamento que contenga 20 kilocalorías o más por dosis, o que proporcione 80 kilocalorías o más por día (o tomarlos en cuenta al calcular su consumo cotidiano). Los medicamentos contienen diversos tipos de azúcares: glucosa, dextrosa, fructosa, lactosa, sorbitol, xilitol y manitol.

Los términos "sin azúcar" y "dietético" significan solamente que no contienen sacarosa.

9. ¿Por qué las preparaciones queratolíticas para la piel (sustancias para ablandar callos: ácido salicílico, tánico u otros) deben utilizarse con precaución?

Los parches y los discos que contienen estos productos son utilizados generalmente para tratar callos, callosidades y verrugas. Pero estos productos son altamente irritantes. Por ello, la persona diabética debe consultar a su médico antes de comprar cualquier producto para el cuidado de los pies.

10. ¿Hay otras indicaciones que se apliquen a la persona diabética?

Es muy importante que atienda a las advertencias sobre los medicamentos de la familia de la aspirina (ácido acetilsalicílico o AAS): cuando se toman en dosis elevadas, pueden provocar una baja de la glucemia que lleve a la hipoglucemia. Diversos remedios compuestos por ingredientes múltiples pueden contener AAS.

CAPÍTULO 14

Las insulinas

1. ¿Cómo bajan la glucemia las insulinas prescritas por el médico?

Las insulinas hacen bajar la glucemia al corregir la falta de insulina producida por el cuerpo, permitiendo así la entrada de la glucosa en las células del organismo. Y sólo pueden ser administradas por inyección.

2. ¿En qué casos se utiliza la insulina en el tratamiento de la diabetes?

Las inyecciones de insulina son utilizadas para tratar la diabetes tipo 1, porque en ella, el páncreas no produce insulina. También se pueden utilizar en el tratamiento de la diabetes tipo 2, cuando el régimen alimenticio, el ejercicio, la pérdida de peso y los antidiabéticos orales no son suficientes para controlar la glucemia.

3. ¿Cuáles son los diferentes tipos de insulina?

Hay cinco tipos que se distinguen por su tiempo de acción y son las siguientes:

- Insulina de acción muy rápida
- Insulina de acción rápida
- Insulina de acción intermedia

- Insulina de acción prolongada
- Insulina de acción rápida e intermedia premezclada

Estas insulinas son fabricadas en laboratorio mediante una técnica denominada biogenética, es decir, a partir de bacterias o levaduras programadas genéticamente para producir una insulina idéntica a la insulina humana.

La insulina de acción muy rápida (lispro) es un producto biogenético que además ha sido modificado ligeramente (mediante la inversión de dos aminoácidos en la cadena B) para acelerar su absorción subcutánea.

4. ¿Cuáles son los tiempos de acción de los diferentes tipos de insulina?

Tipo de insulina	Inicio de acción	Pico de la acción**	Duración de la acción
Acción muy rápida (Lispro)	0 a 15 minutos después de la inyección	1 a 2 h. después de la inyección	3 a 4 h. después de la inyección
Acción rápida (Regular)	30 minutos después de la inyección	2 a 4 h. después de la inyección	6 a 8 h. después de la inyección
Acción intermedia NPH y lenta	1 a 2 h.* después de la inyección	6 a 12 h. después de la inyección	18 a 24 h. después de la inyección
Acción prolongada Ultralenta	4 a 5 h. después de la inyección	8 a 20 h. después de la inyección (sin pico de acción o muy poco)	24 a 28 h. después de la inyección
Premezclada en diferentes proporciones Reg./NPH	30 minutos después de la inyección	2 a 4 h. y 6 a 12 h. después de la inyección	18 a 24 h. después de la inyección

* Horas.

** El pico es el momento en que una sustancia tiene su mayor efecto.

Tiempos de acción de los diferentes tipos de insulina

Insulinas de acción muy rápida

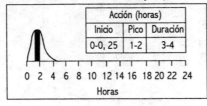

Acción (horas)		
Inicio	Pico	Duración
0-0, 25	1-2	3-4

Insulinas de acción rápida

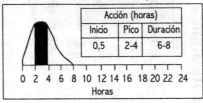

Acción (horas)		
Inicio	Pico	Duración
0,5	2-4	6-8

Insulinas de acción intermedia

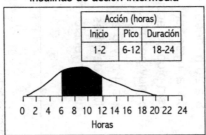

Acción (horas)		
Inicio	Pico	Duración
1-2	6-12	18-24

Insulina de acción prolongada

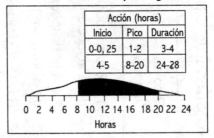

Acción (horas)		
Inicio	Pico	Duración
0-0, 25	1-2	3-4
4-5	8-20	24-28

Insulina premezclada

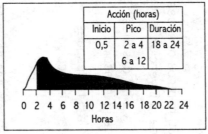

Acción (horas)		
Inicio	Pico	Duración
0,5	2 a 4	18 a 24
	6 a 12	

5. ¿Por qué generalmente se prescribe varias inyecciones al día de las insulinas?

En general, las insulinas se inyectan una, dos, tres o cuatro veces al día. Esto se hace para imitar el funcionamiento normal del páncreas, con el fin de mantener la glucemia lo más cerca posible de lo normal.

6. ¿Cuáles son los tratamientos de insulina prescritos más frecuentemente?

En general, existen cinco regímenes de insulina:

- El régimen de insulina mezclada. Consiste en inyectar una mezcla de insulina de acción intermedia e insulina de acción rápida o muy rápida* antes del desayuno y de la cena. A veces la inyección de insulina de acción intermedia antes de la cena debe dejarse para la hora de dormir, con el fin de evitar una hipoglucemia durante la noche.
- El régimen de insulina prandial-HS. Consiste en inyectar una dosis de insulina de acción rápida o muy rápida* antes de cada comida y una dosis de insulina de acción intermedia antes de dormir.
- El régimen de insulina basal-prandial. Consiste en inyectar una dosis de insulina de acción rápida o muy rápida* antes de cada comida y una dosis de insulina de acción prolongada antes de dormir.
- El régimen de insulina premezclada. Consiste en inyectar una dosis de insulina premezclada de acción rápida e intermedia antes del desayuno y de la cena.
- El régimen de insulina combinada. Consiste en inyectar, a la hora de acostarse, una dosis de insulina de acción intermedia o de acción prolongada, además de tomar durante el día medicamentos antidiabéticos orales.

---

* Cuando se utiliza insulina de acción muy rápida, se recomienda aplicarla inmediatamente antes de comer.

7. ¿A qué hora se debe inyectar la insulina en relación con las comidas y la hora de dormir?

En relación con las comidas:

La insulina de acción muy rápida puede ser inyectada inmediatamente antes de las comidas (o, como máximo, 15 minutos antes).

La insulina de acción rápida debe ser inyectada de 15 a 30 minutos antes de las comidas.

Esto permite que el momento de máxima acción de la insulina coincida con el momento en que nuestro cuerpo trabaja más en absorber los hidratos de carbono que hemos ingerido.

En relación con la hora de dormir:

La insulina de acción intermedia o prolongada debe inyectarse alrededor de las diez de la noche.

Esto permite evitar el pico de acción de la insulina intermedia entre la medianoche y las 4 de la mañana o de hacer que coincidan el pico de acción de la insulina de acción prolongada y el desayuno a la mañana siguiente.

8. ¿Cuál es el efecto indeseable más frecuente en el tratamiento con insulina?

La hipoglucemia: el riesgo de hipoglucemia es más elevado durante los picos de acción de las insulinas.

9. ¿Qué hacer para lograr un buen control de la diabetes por medio de las inyecciones de insulina?

Para lograr un buen control de la diabetes mediante las inyecciones de insulina, es importante que uno se haga responsable de sí mismo y observe las siguientes reglas:

- Seguir fielmente el régimen alimenticio
- Medir regularmente la glucemia capilar
- Ajustar uno mismo, de preferencia, sus dosis de insulina

Para ajustar las dosis de insulina, es muy importante comprender bien qué insulina afecta a cuál glucemia durante el día (vea el capítulo 19).

10. ¿En qué momento del día deben medir su glucemia capilar las personas diabéticas tratadas con insulinas?

Se les recomienda medir su glucemia capilar antes de las comidas y antes de acostarse (antes de su colación de la noche). A veces, puede ser útil medir la glucemia después de la comida (una o dos horas después de la primera cucharada, particularmente en el caso de la insulina muy rápida) o incluso durante la noche (alrededor de las 2 am). También es recomendable medir la glucemia capilar cada vez que algún malestar haga que sospechemos tener una hipoglucemia o una hiperglucemia.

CAPÍTULO 15

Preparación e inyección de una sola insulina

1. ¿Qué aparatos hay para inyectar insulina?

Existen dos tipos de aparatos para inyectar insulina:

- Jeringa. Se trata de un aparato compuesto por un cilindro y un pistón, con una aguja fina en el extremo. Existen jeringas de diferente capacidad: de 100 unidades, de 50 unidades y de 30 unidades. Mientras más fina sea la aguja, más grande es el calibre (por ejemplo: una aguja de calibre 30 es más fina que una aguja de calibre 29). Además, las agujas más finas son más cortas (8 mm frente a 12.7 mm).

- Pluma inyectora. Se trata de un aparato apenas más grande que una pluma, compuesto por tres partes: la tapa, que cubre una aguja fina; el portacartucho, que contiene el cartucho de insulina; y el cuerpo de la pluma, que incluye el tallo del pistón. Un botón de dosificación permite seleccionar la dosis deseada.

2. ¿Cómo se prepara e inyecta una sola insulina utilizando la jeringa?

Se hace en tres etapas:

Preparación del material

1. **Lávese muy bien las manos** con agua y jabón y séquese bien.
2. **Prepare el material:** jeringa, frasco de insulina, gasa y un algodón con alcohol.
3. **Verifique en la etiqueta** del frasco si se trata del tipo de insulina que usted usa.
4. También verifique en la etiqueta las **fechas de caducidad:** la inscrita por el fabricante y la que usted anotó después de haber abierto la ampolleta.

Un frasco de insulina abierto puede conservarse durante un mes a temperatura ambiente (entre 18º C y 25º C) o en el refrigerador. Sin embargo, la insulina que está siendo utilizada es recomendable conservarla a temperatura ambiente.

Hay que guardar siempre un frasco de reserva en el refrigerador.

Manejo de la insulina

1. Si el contenido del frasco **se ve opaco**, ruede suavemente el frasco entre sus manos para mezclar bien la insulina en suspensión (nunca la sacuda).
2. **Desinfecte el tapón** del frasco con un algodón empapado en alcohol.
3. **Jale el pistón** de la jeringa para absorber un volumen de aire igual a la cantidad de insulina por inyectar.

4. **Inserte la aguja** en la cubierta de caucho del frasco de insulina.

5. **Inyecte en el frasco el aire** absorbido por la jeringa.

6. **Voltee el frasco** y la jeringa al revés.

7. **Jale suavemente el pistón** para aspirar en la jeringa el número de unidades de insulina por inyectar.

   - Asegúrese de que no haya burbujas de aire en la jeringa, porque correría el riesgo de inyectarse menos insulina de la debida.

   - Empuje el pistón hasta que las burbujas de aire hayan desaparecido.

   - Revise la jeringa para asegurarse de que no haya derramado insulina.

Inyección de la insulina y anotación de los datos

1. **Elija la zona** donde se inyectará. Evite inyectar la insulina en las partes del cuerpo que utilice para la actividad física (por ejemplo: en la pierna si usted corre o camina, en los brazos si juega tenis o nada).

2. Dentro de la zona elegida, **escoja el punto** donde se inyectará. Tenga cuidado con su piel y evite picar moretones, zonas irritadas, barros, heridas y lugares dolorosos.

3. **Desinfecte la piel** con un trozo de algodón empapado en alcohol. Deje que el alcohol seque.

4. **Pellizque la piel** entre el dedo pulgar y el índice y mantenga el pellizco hasta el fin de la inyección.

5. Sostenga la jeringa como un lápiz y **pique la piel** en un ángulo de 90°. La insulina debe ser inyectada en los tejidos subcutáneos (los situados bajo la piel). Inyectarse en un ángulo de 90° permite llegar a los tejidos subcutáneos en la

mayoría de las personas. Sin embargo, una persona delgada puede ponerse la inyección con un ángulo de 45° para asegurarse de que la insulina penetre bien en los tejidos subcutáneos y no en el músculo.

6. **Inyecte la insulina** presionando el pistón hasta el fondo. No jale el pistón para comprobar si picó en el lugar correcto: puede dañar su piel.

7. Retire la aguja y presione suavemente en donde se inyectó, con la gasa de la piel.

   • Si hay sangrado al retirar la aguja, puede indicar que la insulina penetró en el músculo; se recomienda entonces inyectar la insulina con un ángulo de 45°.

   • Si al retirar la aguja observa una zona blanca en su piel, puede indicar que la insulina no fue inyectada con suficiente profundidad.

8. Cada vez que cambie la dosis, **anote el número de unidades** de insulina que se inyectó, así como el tipo de insulina, en la columna correspondiente de la cartilla de autocontrol.

3. ¿Cuáles son los diferentes tipos de pluma inyectora disponible en el mercado?

Existen varios modelos de plumas inyectoras. Consulte a los diferentes proveedores.

4. ¿Cómo se prepara la inyección de insulina con la pluma inyectora?

La preparación e inyección de insulina con la pluma inyectora se realiza en tres etapas:

Preparación del material

1. **Lávese muy bien las manos** con agua y jabón y séquese bien.
2. **Prepare el material**: la pluma inyectora que contiene un cartucho de insulina y una aguja; un pedazo de algodón con alcohol y gasa.
3. Verifique el **tipo y la cantidad de insulina** que hay en el cartucho.
4. Revise las **fechas de caducidad** en la etiqueta, tanto la indicada por el fabricante como la que usted anotó cuando empezó a usar el cartucho.

   - A temperatura ambiente (entre 18º C y 25º C), los cartuchos de insulina que están siendo usados pueden conservarse durante un mes, siguiendo las especificaciones del envase.
   - Los cartuchos de insulina en uso pueden soportar temperaturas hasta de 30º C y 37º C, según las especificaciones del envase.
   - Los cartuchos de insulina que guarde como reserva deben ser conservados en el refrigerador entre 2º C y 10º C, respetando la fecha de caducidad indicada por el fabricante.
   - La pluma inyectora no debe refrigerarse, pues el frío la daña y, además, pueden generarse burbujas de aire en el cartucho.

Selección de la dosis de insulina

1. **Llene el espacio vacío** de la aguja inyectando una unidad de insulina a la vez, hasta que aparezca una gota de insulina en el extremo de la aguja.

2. **Seleccione la dosis de insulina** moviendo el botón de dosificación hasta el número de unidades deseado.

Inyección de la insulina y anotación de los datos

1. **Elija la zona** donde se inyectará. Evite inyectar la insulina en una parte del cuerpo que utilice para la actividad física (por ejemplo: en la pierna si usted corre o camina, en los brazos si juega tenis o nada).

2. Dentro de la zona elegida, **escoja el punto** donde se inyectará, teniendo cuidado con su piel. Evite picar moretones, zonas irritadas, barros, heridas o lugares dolorosos.

3. **Desinfecte la piel** con un pedazo de algodón empapado en alcohol. Deje que el alcohol se seque.

4. **Pellizque la piel** entre el dedo pulgar y el índice y mantenga el pellizco hasta que termine de inyectar (use agujas de 8 a 12 mm).

5. Si usa agujas más cortas (5 a 6 mm), no pellizque la piel.

6. Sostenga la pluma inyector como un lápiz y **pique la piel** en un ángulo de 90°.

   • La insulina debe ser inyectada en los tejidos subcutáneos (tejidos situados bajo la piel). En la mayoría de las personas, inyectar en un ángulo de 90° permite llegar a los tejidos subcutáneos. Sin embargo, una persona delgada puede ponerse la inyección en un ángulo de 45°, para asegurarse de que la insulina penetre bien en los tejidos subcutáneos y no en el músculo. Esto no es necesario con las agujas más cortas (5 y 6 mm).

7. **Inyecte toda la insulina** presionando el pistón hasta el fondo. Mantenga la aguja en esa posición durante unos 10 segundos.

8. **Retire la aguja** y presione suavemente con la gasa en el punto de inyección.

   • Si hay sangrado, puede indicar que la insulina penetró en el músculo; se recomienda entonces inyectar la insulina con un ángulo de 45º o utilizar agujas cortas (5 y 6 mm).
   • La presencia en la piel de una zona blanca al retirar la aguja puede indicar que la insulina no fue inyectada con la suficiente profundidad.
   • Retire la aguja del cartucho una vez terminada la inyección.
   • Cambie la aguja en cada inyección.

9. **Anote el número de unidades** de insulina inyectadas, así como el tipo de insulina, en la columna correspondiente de la cartilla de autocontrol cada vez que cambie la dosis.

CAPÍTULO 16

Preparación e inyección de dos tipos de insulina

1. ¿Qué precauciones debe tomarse cuando hay que mezclar dos tipos de insulina en la misma jeringa?

Cuando tenemos que mezclar insulina clara e insulina opaca en la misma jeringa, hay que tomar las siguientes precauciones:

1. La insulina opaca de acción intermedia debe ser absorbida en la jeringa **antes** que la insulina clara de acción rápida y la clara de acción muy rápida. Porque es fácil notar cuando se ha inyectado por error insulina opaca en un frasco de insulina clara.

   - En general, no es aconsejable mezclar en la misma jeringa la insulina de acción prolongada o la insulina de acción intermedia con la insulina de acción rápida o de acción muy rápida.

2. Si una gota de insulina opaca es inyectada accidentalmente en el frasco de insulina clara, deberá **desechar el frasco** de insulina clara contaminada, ya que ésta no alcanzará su pico de acción y su duración habituales. La insulina clara contaminada accidentalmente puede causar un mal control de la glucemia.

2. ¿Cómo se prepara e inyecta dos tipos de insulina?

Preparación del material para la inyección

1. **Lávese muy bien las manos** con agua y jabón y séquelas bien.
2. **Prepare el material**: jeringa, frascos de insulina, un pedazo de algodón empapado en alcohol y gasa.
3. Verifique los **tipos de insulina** en la etiqueta de cada frasco.
4. Verifique las **fechas de caducidad** en las etiquetas, tanto la indicada por el fabricante como la que usted anotó al empezar cada frasco.

Un frasco de insulina comenzada puede conservarse durante un mes a temperatura ambiente (entre 18º C y 25º C) o en el refrigerador. Sin embargo, se recomienda guardar a temperatura ambiente la insulina abierta.

Tenga siempre en el refrigerador un frasco de insulina de reserva.

Toma de las insulinas

1. **Ruede suavemente el frasco de insulina** opaca entre sus manos para mezclar bien la insulina en suspensión (nunca la sacuda).
2. **Desinfecte el tapón** de los frascos de insulina opaca e insulina clara con un pedazo de algodón empapado en alcohol.
3. **Inyecte aire** en el frasco de insulina clara. Jale el pistón de la jeringa. Absorba un volumen de aire igual a la cantidad de insulina clara que va a inyectar. Introduzca la aguja en la tapa de caucho del frasco de insulina clara. Inyecte el aire

aspirado en el frasco. No toque ni absorba todavía la insulina. Retire la aguja del frasco.

4. **Inyecte aire** en la ampolleta de la insulina opaca. Jale el pistón de la jeringa. Absorba un volumen de aire igual a la cantidad de insulina opaca que va a inyectar. Introduzca la aguja en la tapa de caucho del frasco de insulina opaca. Inyecte el aire aspirado en el frasco. No retire la aguja del frasco.

5. **Tome la dosis** requerida de insulina opaca. Voltee al revés el frasco de insulina opaca y la jeringa. Jale suavemente el pistón para absorber en la jeringa el número de unidades de insulina opaca que va a inyectar. Ahora, sí retire la aguja del frasco.

- Asegúrese de que no haya burbujas de aire en la jeringa, de lo contrario correrá el riesgo de inyectar una cantidad reducida de insulina.
- Empuje el pistón hasta que las burbujas de aire hayan desaparecido.
- Revise la jeringa para asegurarse de que no perdió insulina; de ser así, regrese a la etapa precedente.

6. **Tome la dosis** requerida de insulina clara.

- Voltee el frasco de insulina clara al revés. Introduzca la aguja en la tapa de caucho de la ampolleta de insulina clara. Asegúrese de no introducir insulina opaca en el frasco de insulina clara. Jala suavemente el pistón para absorber en la jeringa el número de unidades de insulina clara que va a inyectar. Retire la aguja del frasco.

Si absorbió demasiada insulina clara:

- Expulse la insulina de la jeringa.

- Reinicie el proceso desde el principio.

En caso de contaminación del frasco de insulina clara por insulina opaca:

- Tire el frasco de insulina clara.
- Reinicie el proceso desde el principio con un nuevo frasco.

Inyección de la insulina y anotación de los datos

1. **Elija la zona de inyección**. Evite inyectar la insulina en una región del cuerpo utilizada para actividades físicas (por ejemplo: en la pierna si usted corre o camina, en los brazos si juega tenis o nada).

2. **Elija el punto de inyección** en la zona elegida; tenga cuidado con su piel y evite picar moretones, zonas irritadas, barros, heridas o lugares dolorosos.

3. Desinfecte la piel con un trozo de algodón empapado en alcohol y deje secar el alcohol.

4. **Pellizque la piel** entre el dedo pulgar y el índice y mantenga el pellizco hasta el fin de la inyección.

5. Sostenga la jeringa como un lápiz y **pique la piel** en un ángulo de 90°. La insulina debe ser inyectada en los tejidos subcutáneos (los situados bajo la piel). La inyección en un ángulo de 90° permite llegar a los tejidos subcutáneos en la mayoría de las personas. Sin embargo, una persona delgada puede ponerse la inyección con un ángulo de 45°, para asegurarse de que la insulina penetre bien en los tejidos subcutáneos y no en el músculo.

6. **Inyecte toda la insulina** presionando el pistón hasta el fondo:

   - **No jale el pistón** para verificar si ha picado en el lugar correcto: puede dañar la piel.

7. **Retire la aguja** y presione suavemente con la gasa en donde inyectó.

- Si hay sangrado, puede indicar que la insulina penetró en el músculo; se recomienda entonces inyectarla con un ángulo de 45°.
- La presencia de una zona blanca al retirar la aguja puede indicar que la insulina no fue inyectada con suficiente profundidad.

8. **Anote el número de unidades** de insulina inyectadas, así como el tipo de insulina, en la columna correspondiente de la cartilla de autocontrol cada vez que cambie de dosis.

CAPÍTULO 17

Inyección de la insulina:
rotación de las regiones de inyección

1. ¿Cuáles son las principales regiones del cuerpo en las que puede inyectarse la insulina?

La insulina puede inyectarse en varios lugares del cuerpo. Estas zonas, denominadas "regiones de inyección", son ocho:

- Regiones 1 y 2: abdomen: lados derecho e izquierdo, abarcando prácticamente toda esa zona, excepto 1 cm alrededor del ombligo.

- Regiones 3 y 4: brazos: caras anteriores externas.

- Regiones 5 y 6: muslos: caras anteriores externas.

- Regiones 7 y 8: nalgas: región carnosa.

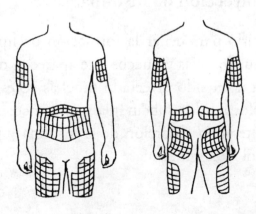

2. ¿Cuántos puntos de inyección hay en una misma región?

En cada región hay muchos puntos en los que se puede inyectar la insulina; se les denomina "puntos de inyección". Podemos utilizar la superficie completa de cada zona de inyección, siempre que respetemos el siguiente principio: un mismo punto puede volverse a usar sólo un mes después de haber sido picado.

3. ¿Qué distancia hay que conservar entre cada punto de inyección de una misma zona?

Los puntos de inyección de una misma región deben estar separados por 1 cm (1/2 pulgada) entre sí.

Puntos de inyección: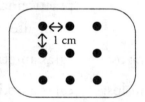

4. ¿Por qué hay que cambiar el punto de inyección en cada inyección de insulina?

Esto es necesario para evitar la formación de lipodistrofia, (es decir, las protuberancias y huecos que aparecen después de que un mismo lugar ha sido inyectado muchas veces). Estas deformaciones de los tejidos subcutáneos son poco estéticas; pero, sobre todo, alteran la absorción de la insulina y pueden causar un mal control de la glucemia.

5. La región donde uno se inyecta, ¿influye en la absorción de la insulina?

Sí. La velocidad de absorción de la insulina varía según el lugar. La zona donde la absorción de la insulina es más rápida es el abdomen.

- Velocidad de absorción de la insulina según la región utilizada:

  abdomen > brazos > muslos > nalgas
  (> significa "absorbe más rápido que")

6. ¿Qué otros factores pueden influir en la velocidad de absorción de la insulina inyectada?

El ejercicio intenso aumenta la velocidad de absorción de la insulina, si es inyectada en un miembro sometido al ejercicio.

- Por ejemplo, la insulina inyectada en el muslo se absorbe más rápido si camina o juega tenis después de la inyección.

Pero existen otros factores que también influyen en la velocidad de absorción, como el calor (sol, baño, etcétera.), la profundidad de la inyección, y el masaje en el punto de inyección.

Jamás inyecte en el abdomen a una mujer embarazada.

---

7. ¿Qué hacer para que la cantidad de insulina en la sangre varíe lo menos posible en función de la región elegida para inyectarse?

Se recomienda hacer lo siguiente:

- Es aconsejable inyectar la insulina de acción rápida o muy rápida, sola o combinada con insulina de acción intermedia (por ejemplo insulina NPH o regular), en el abdomen. Cambie el punto de inyección en cada ocasión.

- Para mayor comodidad, puede inyectarse siempre en el brazo, antes de la comida del mediodía, la insulina de acción rápida o muy rápida. Así, esta insulina siempre alcanzará su pico de acción a la misma hora, y las dosis de insulina de este período del día serán, por lo tanto, ajustadas.

- Es aconsejable inyectarse en los muslos o las nalgas las insulinas de acción intermedia o prolongada que no estén mezcladas con insulinas de acción rápida o muy rápida, para que la absorción sea lo más lenta posible.

- Si se pone varias inyecciones de insulina a diferentes horas, le aconsejamos inyectarse la insulina de una misma hora en una misma región.

- En general, trate de armonizar la velocidad de absorción de la región elegida con la velocidad de acción de la insulina que se inyecte y con el grado de actividad que tenga a esa hora.

Por ejemplo:

> • Si va a inyectarse una insulina ultralenta, con *velocidad de acción prolongada*:
> • Es preferible que la inyecte en una región con *velocidad de absorción lenta*, como los *muslos*.
> • Y hacerlo a la *hora de acostarse*, que es cuando ya no tendrá actividad.

En resumen:

Tipo de insulina	Región del cuerpo donde se inyecta la insulina		
	Abdomen	**Brazo**	**Muslos y nalgas**
Acción rápida o muy rápida sola	De preferencia	Antes de la comida del mediodía para mayor comodidad	
Acción rápida o muy rápida con insulina de acción intermedia	De preferencia		
Acción intermedia sola			De preferencia
Acción prolongada sola			De preferencia

CAPÍTULO 18

Almacenamiento de la insulina

1. ¿Dónde hay que almacenar la insulina y por cuánto tiempo?

Los frascos de insulina

- Se recomienda guardar el frasco de insulina que está siendo utilizado a temperatura ambiente, entre 18º C y 25º C.

  - ♦ Jamás exponga la insulina directamente a los rayos del sol.
  - ♦ Anote inmediatamente en la etiqueta la fecha en la que comenzó a utilizar el frasco.
  - ♦ Un frasco abierto puede conservarse durante **un mes** a temperatura ambiente.

- Un frasco que no ha sido abierto puede guardarse en el refrigerador (entre 2º C y 10º C) hasta la fecha de caducidad que indique la etiqueta.

  - ♦ Siempre guarde un frasco de insulina de reserva en el refrigerador para casos de urgencia (por si se rompe el que estaba usando, por ejemplo).
  - ♦ Un frasco de insulina jamás debe congelarse. Si alguno se congela, deberá desecharlo inmediatamente.

- Las jeringas de insulina.

  - Si las jeringas deben prepararse con anticipación, es recomendable guardarlas en el refrigerador, donde se conservan **21 días**.

Los cartuchos de insulina

- Los cartuchos abiertos se conservan durante **un mes** a temperatura ambiente (entre 18º C y 25º C).

  - Los cartuchos abiertos pueden tolerar temperaturas de entre 30º C y 37º C, según las indicaciones escritas en el envase.

  - Los cartuchos de reserva deben conservarse en el refrigerador (entre 2º C y 10º C), sin pasar de la fecha de caducidad señalada por el fabricante.

  - Nunca refrigere la pluma inyectora, porque se daña y puede provocar la formación de burbujas de aire en el cartucho.

2. ¿Por qué hay que tomar todas estas precauciones con la insulina?

Porque la insulina es una proteína muy frágil. La insulina conservada por demasiado tiempo o expuesta a temperaturas extremas (inferiores a 2º C o superiores a 30º C) puede perder su eficacia y provocar un mal control de la glucemia.

3. La solución de insulina, ¿qué aspecto debe tener cuando se halla en buen estado?, y, ¿cuándo hay que evitar usarla?

Insulina de acción muy rápida

- Es una solución clara que parece agua.
- Tire la insulina de acción muy rápida si:

  ♦ Su aspecto es turbio, espeso o contiene partículas sólidas.

Insulina de acción rápida

- Es una solución clara que parece agua.
- Tire la insulina de acción rápida si:

  ♦ Su aspecto es turbio, espeso o contiene partículas sólidas.

Insulina de acción intermedia, prolongada o insulina premezclada

Después de que la ampolleta ha sido rodada suavemente entre las manos, las insulinas de acción intermedia, prolongada o premezclada deben tener un aspecto opaco o lechoso pero homogéneo.

Ruede lentamente la ampolleta de insulina opaca entre sus manos. Si en el fondo aparece un sedimento blancuzco, ruédela entre sus manos más veces. No la sacuda.

- Tire la insulina de acción intermedia, prolongada o premezclada si:

  ♦ Una parte de la insulina permanece en el fondo del frasco.
  ♦ Aparecen grumos flotando en la insulina.
  ♦ Aparecen partículas pegadas en el fondo o en las paredes del frasco, que le dan un aspecto escarchado.

CAPÍTULO 19

Ajuste de las dosis de insulina

1. Al ajustar las dosis de insulina, ¿qué concentración de glucosa en la sangre debemos buscar?

En general, uno debe tratar de obtener una glucemia lo más cercana posible a la normal, es decir, 72 a 126 mg/dl antes de las comidas, al acostarse y por abajo de 180 mg/dl una hora después de una comida.

2. ¿Cuáles son las reglas de oro para ajustar las dosis de insulina?

Antes de ajustar las dosis de insulina, es importante tomarse el tiempo de analizar las glucemias y obtener el promedio de las tres últimas glucemias para cada período del día (mañana, mediodía, noche y antes de dormir), sin remontarse a más de siete días atrás. Tome en cuenta únicamente las medidas obtenidas después del último ajuste.

He aquí las seis reglas clave:

1. No incluya en el cálculo las medidas inferiores a 72 mg/dl o superiores a 252 mg/dl que tengan una causa concreta que usted haya podido identificar, como un retraso en la hora de la comida.

2. Jamás modifique la dosis de insulina basándose en una so-la glucemia.

3. Siempre ajuste una sola dosis de insulina a la vez, en un so-lo período del día.

4. Corrija primero la hipoglucemia, comenzando por la pri-mera del día.

Hay hipoglucemia:

♦ Cuando el promedio es inferior a 72 mg/dl para un mis-mo período del día

O cuando el promedio es superior a 72 mg/dl para un mis-mo período del día, si también hubo tres hipoglucemias en los siete últimos días, o si hubo dos hipoglucemias en las dos últimas mediciones.

Asigne un valor de 36 mg/dl a toda hipoglucemia que no haya sido medida. Una hipoglucemia que ocurre fuera de los cuatro períodos habituales de medición de la glucemia debe ser registrada en el período siguiente.

5. Enseguida, corrija las situaciones de hiperglucemia, es de-cir, todas las que tengan un promedio superior a 126 mg/dl para un mismo período del día. Comience por la primera del día, después la segunda, etcétera.

6. Espere por lo menos dos días después de un ajuste de la do-sis antes de hacer cualquier nueva modificación.

Este período de espera será más largo si se trata de insulina de acción prolongada.

3. ¿Cuáles son los regímenes de insulina que se prescriben con más frecuencia?

En general, existen cinco regímenes de insulina:

1. El **régimen de insulina mezclada** consiste en inyectar una mezcla de insulina de acción intermedia e insulina rápida o muy rápida antes del desayuno y de la cena. La inyección de insulina de acción intermedia anterior a la cena debe ser pospuesta a veces hasta la hora de dormir, para evitar la hipoglucemia durante la noche.

2. El **régimen de insulina prandial-HS** consiste en inyectar una dosis de insulina de acción rápida o muy rápida antes de cada comida, y una dosis de insulina de acción intermedia antes de dormir.

3. El **régimen de insulina basal-prandial** consiste en inyectar una dosis de insulina de acción prolongada a la hora de dormir, y una dosis de insulina de acción rápida o muy rápida antes de cada comida.

4. El **régimen de insulina premezclada** consiste en inyectar una dosis de insulina premezclada (en proporciones de 30/70 o 50/50) antes del desayuno y de la cena.

5. El **régimen de insulina combinada** consiste en inyectar una dosis de insulina de acción intermedia o de insulina de acción prolongada al acostarse, y además tomar medicamentos antidiabéticos orales durante el día.

4. En el régimen mezclado, ¿cuáles son las dosis de insulina que afectan las glucemias medidas durante el día?

La dosis de insulina	es responsable de la glucemia de:
NPH de la cena ⟶	la mañana
Reg. o lispro de la mañana ⟶	el mediodía
NPH de la mañana ⟶	la comida
Reg. o lispro de la cena ⟶	antes de acostarse

Cada glucemia del momento refleja siempre la acción de la dosis de insulina que fue inyectada antes.

5. En el régimen mezclado, ¿de qué manera deben ajustarse las dosis de insulina?

En general, en caso de hipoglucemia (menos de 72 mg/dl), tal como se define en las reglas clave, uno debe disminuir dos unidades de la dosis de insulina responsable a la vez. Sin embargo, si la dosis diaria total de insulina es igual o inferior a 20 unidades, uno debe disminuir la dosis una sola unidad a la vez.

En general, en caso de hiperglucemia (más de 126 mg/dl), tal como se define en las reglas clave, uno debe aumentar dos unidades de la dosis de insulina responsable a la vez. Sin embargo, si la dosis diaria total de insulina es igual o inferior a 20 unidades, uno debe aumentar la dosis una sola unidad a la vez.

Después de ajustar una dosis de insulina, uno debe esperar por lo menos dos días antes de hacer cualquier nueva modificación. No obstante, no hay que esperar más de una semana cuando haya hipoglucemias o hiperglucemias que requieran ajuste.

6. En el régimen prandial-HS, ¿cuáles son las dosis de insulina que afectan las glucemias medidas durante el día?

La dosis de insulina	es responsable de la glucemia de:
NPH de la cena ————————————➤	la mañana
Reg. o lispro de la mañana ———————➤	el mediodía
Reg. o lispro de la comida ————————➤	la cena
Reg. o lispro de la cena ————————➤	antes de acostarse

La glucemia del momento refleja siempre la acción de la dosis de insulina que fue inyectada antes.

7. En el régimen prandial-HS, ¿de qué manera hay que ajustar las dosis de insulina?

En general, en caso de hipoglucemia (menos de 72 mg/dl), tal como se define en las reglas clave, uno debe disminuir dos unidades de la dosis de insulina responsable a la vez. Sin embargo, si la dosis diaria total de insulina es igual o inferior a 20 unidades, uno debe disminuir la dosis una sola unidad a la vez.

En general, en caso de hiperglucemia (más de 126 mg/dl), tal como se define en las reglas clave, uno debe aumentar dos unidades de la dosis de insulina responsable a la vez. Sin embargo, si la dosis diaria total de la insulina es igual o inferior a 20 unidades, uno debe aumentar la dosis una sola unidad a la vez.

Después de ajustar una dosis de insulina, uno debe esperar por lo menos dos días antes de hacer cualquier nueva modificación. Sin embargo, no hay que esperar más de una semana en caso de hipoglucemias o hiperglucemias que requieran ajuste.

8. En el régimen basal-prandial, ¿cuáles son las dosis de insulina que afectan las glucemias medidas durante el día?

La dosis de insulina	es responsable de la glucemia de:
Ultralenta antes de dormir ⟶	la mañana
Reg. o lispro de la mañana ⟶	el mediodía
Reg. o lispro de la comida ⟶	la cena
Reg. o lispro de la cena ⟶	antes de acostarse

9. En el régimen basal-prandial, ¿de qué manera se deben ajustar las dosis de insulina?

En caso de hipoglucemia (menos de 72 mg/dl), tal como se define en las reglas clave:

- Durante la noche o antes del desayuno, uno debe disminuir dos unidades a la vez de la dosis de la insulina de acción prolongada o ultralenta. Sin embargo, si la dosis diaria de la insulina de acción prolongada es igual o inferior a 10 unidades, uno debe disminuir la dosis una sola unidad a la vez.
- Antes de la comida, la cena o la colación antes de dormir, uno debe disminuir 0.2 unidades/10 g de hidratos de carbono a la vez la dosis de insulina responsable (regular o lispro). Sin embargo, si la dosis de esta insulina es igual o in-

ferior a 0.5 unidades/10 g de hidratos de carbono, uno debe disminuir la dosis solamente 0.1 unidades/10 g de hidratos de carbono a la vez.

En caso de hiperglucemia (más de 126 mg/dl), tal como lo definen las reglas clave:

- Durante la noche o antes del desayuno, uno debe aumentar dos unidades a la vez la dosis de la insulina de acción prolongada o ultralenta. Sin embargo, si la dosis diaria de la insulina de acción prolongada es igual o inferior a 10 unidades, uno debe aumentar la dosis una sola unidad a la vez.
- Antes de la comida, la cena o la colación antes de dormir, uno debe aumentar 0.2 unidades/10 g de hidratos de carbono a la vez la dosis de insulina responsable (regular o lispro). Sin embargo, si la dosis de esta insulina es igual o inferior a 0.5 unidades/10 g de hidratos de carbono, uno debe aumentar la dosis solamente 0.1 unidades/10 g de hidratos de carbono a la vez.

Después del ajuste de una dosis de insulina regular de acción rápida o lispro de acción muy rápida, uno debe esperar por lo menos dos días antes de hacer una nueva modificación. En cambio, si es la dosis de insulina de acción prolongada la que ha sido ajustada, hay que esperar por lo menos tres días antes de ajustar cualquier otra dosis de insulina (prolongada, rápida o muy rápida). **La única excepción es la aparición de dos hipoglucemias consecutivas en el mismo período del día. En ese caso, hay que ignorar esta regla y disminuir la dosis de la insulina responsable.**

10. En los regímenes de insulina premezclada, ¿cuáles son las dosis de insulina que afectan las glucemias medidas durante el día?

La dosis de insulina	es responsable de la glucemia de:
De la mañana	mediodía y cena
Cena	antes de acostarse y mañana

11. En los regímenes de insulina premezclada, ¿de qué manera hay que ajustar las dosis de insulina?

En general, en el caso de hipoglucemia (menos de 72 mg/dl), tal como se define en las reglas clave: antes de acostarse y en la mañana, o antes de la comida y la cena, uno debe disminuir dos unidades a la vez la dosis de la mezcla de insulina responsable. Sin embargo, si la dosis diaria total es igual o inferior a 20 unidades, uno debe disminuir la dosis una sola unidad a la vez.

En general, en el caso de hiperglucemia (más de 126 mg/dl), tal como lo definen las reglas clave, al acostarse y en la mañana o antes de la comida y la cena, uno debe aumentar dos unidades a la vez la dosis de la mezcla de insulina responsable. Sin embargo, si la dosis total diaria es igual o inferior a 20 unidades, uno debe aumentar la dosis una sola unidad a la vez.

De presentarse una *discordancia* entre la glucemia de antes de acostarse y la de la mañana (por ejemplo: elevada al acostarse y baja en la mañana) o entre las glucemias de antes de la co-

mida y la cena, **habrá que consultar al médico, porque esto sugiere que la mezcla debe ser cambiada.**

Después del ajuste de una dosis de insulina, uno debe esperar por lo menos dos días antes de hacer cualquier otra modificación. Sin embargo, no hay que esperar más de una semana en
caso de hipoglucemias o hiperglucemias que requieran un ajuste.

12. En el régimen combinado, ¿qué glucemia es afectada por la insulina?

En el régimen combinado es la glucemia de la mañana la que
será afectada por la insulina de acción intermedia o prolongada
administrada al dormir.

13. En el régimen combinado, ¿de qué manera debe ajustarse la dosis de insulina?

En general, en caso de hipoglucemia en la mañana (menos de
72 mg/dl), tal como lo definen las reglas clave, uno debe disminuir dos unidades a la vez de la dosis de insulina inyectada al
acostarse. Sin embargo, si la dosis es igual o inferior a 10 unidades, uno debe disminuir la dosis una sola unidad.

En general, en caso de hiperglucemia en la mañana (más de 126
mg/dl), tal como se define en las reglas clave, uno debe aumentar dos unidades a la vez de la dosis de la insulina al acostarse.
Sin embargo, si la dosis es igual o inferior a 10 unidades, uno
debe aumentar la dosis una sola unidad.

CAPÍTULO 20

La actividad física

1. ¿Por qué se recomienda a la población en general hacer regularmente algún ejercicio físico?

La actividad física practicada de manera regular procura los siguiente beneficios:

- Mejora la forma física.
- Mejora el estado psicológico.
- Reduce el riesgo de enfermedades cardiovasculares.
- Mejora la tensión arterial.
- Reduce los riesgos de osteoporosis y de artritis.
- Ayuda a controlar el peso.

2. ¿Cuáles son los beneficios de un programa regular de actividad física para la persona diabética?

Además de los mencionados arriba, un programa regular de actividad física permitirá a la persona diabética controlar mejor su glucemia mejorando la sensibilidad de las células del organismo a la insulina.

3. ¿Cuáles son los criterios de un buen programa de actividad física para ayudar a controlar mejor la diabetes?

Un buen programa de actividad física debe seguir tres criterios:

- El ejercicio debe ser moderado (caminar, bicicleta)
- Practicarse la mayor parte de la semana
- Practicarse en total 30 minutos al día

  - ◆ Es mejor practicar en pequeñas dosis la actividad física, pues el beneficio disminuye cuando se aumenta el gasto de energía.

Una actividad que implica un gasto de 4.5 calorías por minuto se define como una actividad moderada para una persona de 60 kg. Si su peso es mayor, el gasto calórico deberá ser un poco más elevado, y menor, si pesa menos. Todo programa de actividad física debe comenzarse de manera gradual.

4. ¿Cuánta energía se gasta en algunas actividades físicas?

En el siguiente cuadro, indicamos el gasto energético asociado a ciertas actividades físicas para una persona de 60 kg (la intensidad de toda actividad física depende de la evaluación de su condición física).

Actividad	Calorías quemadas por minuto	Actividad	Calorías quemadas por minuto
Caminata normal	4.5	Bicicleta fija	7.5
Limpiar los vidrios	4.6	Remar	7.8
Patinar en hielo	5.3	Una vuelta a la alberca	8.5
Cortar el césped	5.5	Esquí de fondo	9.0
Jugar bádminton	6.0	Escaladora	10
Andar en bicicleta	7.0	Jugar squash o tenis	12

5. ¿Qué ejercicios se consideran ligeros, moderados e intensos?

Ligeros	Moderados	Intensos
Trabajo doméstico leve	Cortar el césped	Remover la tierra con una pala
Caminar	Almacenar	Ir de compras a pie
Golf con carrito	Golf cargando los bastones	Esquí de fondo
Patinar lento	Trotar lento	Jugar fútbol
Ir a la playa	Nadar (ida y vuelta en una alberca)	Hockey
Boliche		Basquetbol
Bailar	Tenis	Correr
	Aerobics	

> Evite nadar o caminar solo por períodos largos.

6. ¿Cómo debe ser la evaluación de su condición física, si usted desea empezar un programa regular de actividad física de intensidad moderada?

La evaluación de su condición física debe tomar en cuenta ciertos signos y síntomas que podrían estar ligados a enfermedades cardiovasculares, de los ojos y los nervios. En general, el ejercicio menos peligroso, más accesible y menos caro es caminar. Es recomendable que camine a una velocidad que le permita sostener una conversación.

7. ¿En qué casos ciertos ejercicios están contraindicados?

Hay circunstancias en las que ciertos ejercicios, sobre todo aquellos un poco violentos, pueden estar contraindicados:

- Si la **diabetes está mal controlada** y si la glucemia es elevada (por encima de 252 mg/dl con presencia de cetonas en la orina; o por encima de 306 mg/dl con o sin presencia de cetonas en la orina), el ejercicio provoca un aumento en la tasa de catecolaminas (cuando falta insulina, estas hormonas provocan un aumento de la glucemia y las cetonas).

- En caso de **problemas cardíacos**, el ejercicio deberá hacerse estrictamente bajo supervisión medica.

- En caso de **problemas en los ojos**, con riesgo de hemorragias: evite el boxeo, las pesas, los ejercicios con movimientos rápidos de cabeza y los ejercicios de contacto que se acompañan de sacudidas, como correr o los juegos de raqueta; incluso, tocar la trompeta. **Practique más bien natación, caminata o bicicleta fija.**

- En caso de neuropatía severa con pérdida total de la sensibilidad en los pies: evite las caminadoras, las caminatas prolongadas, correr y los ejercicios que impliquen saltar. **Practique más bien natación, bicicleta, remar, ejercicios con los brazos y los que se hacen sentado.**

De cualquier manera, en general, **caminar** está permitido incluso en estos casos particulares.

8. ¿Cuáles son los posibles peligros del ejercicio para las personas diabéticas tratadas por medicamentos antiadiabéticos orales o por insulina?

Considerando que el ejercicio aumenta la sensibilidad del organismo a la insulina, los diabéticos tratados con antidiabéticos orales de tipo sulfoniluros o meglitinidos o por insulina corren el riesgo de presentar una hipoglucemia, sobre todo si el ejercicio es imprevisto, moderado y prolongado.

Es importante recordar que el ejercicio moderado, pero sostenido durante varias horas (por ejemplo, esquí de fondo), puede producir hipoglucemia tardía hasta 12 o 16 horas después. Además, es importante recordar que actividades como escombrar la casa o hacer el aseo también son actividades físicas, y que realizadas sin moderación pueden producir hipoglucemias tardías.

Para la persona que se inyecta insulina, la velocidad de absorción de ésta puede ser acelerada si la región de inyección es una parte del cuerpo comprometida en el ejercicio (por ejemplo: los muslos durante una caminata rápida, o el brazo durante un partido de tenis). Para evitar este inconveniente, es recomendable inyectarse la insulina en el abdomen.

- Es importante verificar el estado de sus pies antes y después del ejercicio.
- Es importante no consumir bebidas alcohólicas antes, durante y después de una sesión de ejercicio.

- Es importante llevar puesto un brazalete o una placa que lo identifique como persona diabética.

9. ¿Cómo se puede prevenir la hipoglucemia durante un ejercicio o una actividad física?

Se recomienda observar las siguientes reglas:

- Planificar el día y la hora del ejercicio (por ejemplo: una caminata rápida dos horas después de la comida, los lunes, miércoles y viernes) y, bajo supervisión del médico, **disminuir las dosis de insulina** antes del ejercicio.
- **Medir siempre su glucemia capilar** antes, durante y después del ejercicio, y con mayor frecuencia en las 24 horas que siguen al ejercicio prolongado.
- **Aumentar el consumo de hidratos de carbono si el ejercicio no fue planeado.**

Las personas que practican ejercicio de manera regular necesitan menos insulina y, por lo tanto, corren menos riesgo de sufrir una hipoglucemia durante el ejercicio, incluso si es imprevisto. En cambio, las personas que raramente hacen ejercicio tienen mayor necesidad de insulina y por lo tanto, son más susceptibles de sufrir una hipoglucemia al menor ejercicio imprevisto.

10. ¿En qué momento debe aumentarse la cantidad de alimento debido al ejercicio?

La persona diabética tratada sólo mediante el régimen alimenticio generalmente no necesita tomar una colación adicional. Sin embargo, siempre es muy importante hidratarse muy bien.

La persona diabética tratada con medicamentos antidiabéticos orales de tipo sulfoniluros o meglitinidos, o que se inyecta insulina, puede requerir de una colación adicional antes de la actividad física si el ejercicio no estaba planeado.

Si la glucemia es **inferior** a 99 mg/dl, tome suficientes hidratos de carbono durante el ejercicio para evitar una hipoglucemia. La cantidad de carbohidratos y la frecuencia de las colaciones necesarias durante el ejercicio se definen según la respuesta glucémica obtenida en el curso de diferentes sesiones de ejercicio. Cuide de no comer en exceso.

En ocasiones, es necesario añadir carbohidratos a la colación habitual de la noche para protegerse de los efectos tardíos del ejercicio.

11. Cuando uno desea hacer ejercicio 1 o 2 horas después de la comida, ¿cuánto debe disminuir la dosis de insulina rápida o muy rápida antes de la comida?

El porcentaje de reducción de la insulina rápida o muy rápida antes de la comida depende de la intensidad y duración del ejercicio que uno vaya a practicar después de la comida:

Intensidad	Disminución* de la dosis de insulina en función de la duración del ejercicio	
	30 minutos	60 minutos
Ejercicio ligero	25%	50%
Ejercicio moderado	50%	75%
Ejercicio intenso	75%	

* Los porcentajes son meras sugerencias que deberán ser adaptadas en cada caso.

CAPÍTULO 21

Acidosis diabética y estado hiperosmolar

1. ¿Qué es la acidosis diabética?

La acidosis diabética es un estado que se caracteriza por la acumulación de cetonas en la sangre, lo cual acidifica la sangre y provoca un **gran cansancio, dolores abdominales, náuseas** (dolor en el pecho) y **vómitos.** Además, produce aliento afrutado, sed intensa, respiración profunda y rápida, alteraciones en la consciencia con confusión y a veces **coma**, que puede ser mortal.

La acidosis diabética ocurre principalmente con la diabetes tipo 1, pero también puede presentarse en los pacientes con diabetes tipo 2 en ciertas situaciones de mucho estrés.

2. ¿Cuál es la causa de la acidosis diabética?

La **falta de insulina en la sangre.** Cuando falta la insulina, la glucosa ya no puede entrar en las células del cuerpo y se acumula en la sangre. Entonces, el cuerpo debe obtener energía de las reservas de grasa. La degradación de las grasas produce cuerpos cetónicos, que son ácidos; éstos se acumulan en la sangre y se desechan o excretan en la orina.

Esta complicación de la diabetes puede presentarse cuando uno **olvida aplicarse una inyección de insulina,** o cuando las dosis de insulina han sido mal calculadas.

La acidosis diabética ocurre a veces por **un incremento en la necesidad de insulina** (por ejemplo: en el caso de enfermedad, infección, gran estrés o consumo de ciertos medicamentos como la cortisona).

3. ¿Cómo se detecta la acidosis diabética?

La acidosis diabética puede ser detectada por la **presencia de cuerpos cetónicos** en la orina, acompañada de una glucemia capilar elevada, con frecuencia **superior a 360 mg/dl**.

4. ¿Cómo se puede evitar la acidosis diabética?

En general, la acidosis diabética puede evitarse tomando las siguientes precauciones:

- Verificar regularmente su glucemia capilar y, de ser indicado, verificar la presencia de cuerpos cetónicos en la orina. **Realizarse análisis con mayor frecuencia** en períodos de enfermedad, gran estrés, y, particularmente, si la glucemia capilar es **superior a 270 mg/dl**.
- Respetar el régimen alimenticio recomendado por el dietista.
- Inyectarse las dosis de insulina prescritas.
- Seguir las **recomendaciones** del médico y del dietista con respecto a los alimentos sólidos y líquidos, y a las **dosis de insulina** por inyectar cuando una enfermedad haga imposible una alimentación normal.

Llamar al médico o dirigirse a urgencias si una de las siguientes situaciones se presenta:

- El resultado del análisis de los **cuerpos cetónicos es de medio** (72 mg/dl) a elevado (288 mg/dl).

- La glucemia capilar es superior a 360 mg/dl.
- Vómito imparable e incapacidad de retener líquidos.
- Los siguientes síntomas persisten a pesar del tratamiento: gran fatiga, dolores abdominales, nauseas y vómito, aliento afrutado, sed intensa, respiración profunda y rápida.

En resumen:

La acción a tomar depende:
- de las glucemias capilares
- de la presencia o ausencia de cetonas en la orina
- de la presencia de signos y síntomas

Glucemias (mmol/l)	Cuerpos cetónicos en la orina*	Síntomas**	Acción sugerida
234 - 270	– o +	+	Medir la glucemia cada 6 horas, tomar 250 ml de agua cada hora, ajustar la insulina según el protocolo, llamar al médico.
270 - 360	++ o +++	++ o +++	Medir la glucemia cada 4 horas, tomar 250 ml de agua cada hora, ajustar la insulina según el protocolo, llamar al médico, dirigirse al hospital si no hay mejoría o si aparecen síntomas de acidosis diabética.
> 360	– o ++ o +++	++++	Ir al hospital.

* +	= trazas	= 9 mg/dl	** +	=	poliuria + polidipsia
++	= bajo	= 27 mg/dl	++	=	diarrea y náuseas
+++	= medio	= 72 mg/dl	+++	=	náuseas, vómito, diarrea
++++	= elevado	= 144 - 288 mg/dl	++++	=	náuseas, vómito, diarrea con o sin cuerpos cetónicos

> Significa "mayor que".

5. ¿Qué es un estado hiperosmolar?

Un estado hiperosmolar puede presentarse en la persona diabética de tipo 2 que desarrolla **resistencia a la insulina**. Debido a esta resistencia, la glucosa no entra muy bien a las células y se acumula en la sangre.

Si la función de los riñones ya ha sido un poco afectada, el exceso de azúcar en la sangre es más difícilmente eliminada por la orina y, por lo tanto, se puede acumular en la sangre y alcanzar una concentración muy elevada (*más de 630 mg/dl*), sobre todo si la persona no se hidrata lo suficiente. Sin embargo, la poca insulina presente en la sangre basta para prevenir la degradación de las grasas y, en general, no hay acidosis diabética en esta persona.

Por lo tanto, la glucemia se eleva y la persona siente un gran cansancio y una sed intensa (en ocasiones, las personas mayores no sienten sed); la orina es frecuente y abundante, lo que puede provocar una deshidratación. A esto le sigue una caída de la presión sanguínea y una alteración de la consciencia que puede conducir al **coma** y a veces a la muerte.

6. ¿Cuál es la causa del estado hiperosmolar?

La **falta de insulina** en la sangre. Esta complicación de la diabetes puede presentarse cuando el paciente **olvida** tomar sus medicamentos antidiabéticos.

El estado hiperosmolar es en ocasiones provocado por un **aumento de las necesidades de insulina** (por ejemplo, en caso de enfermedad, infección, gran estrés o por el consumo de ciertos medicamentos como la cortisona).

En la mayoría de los casos, el estado hiperosmolar aparece en las personas que **no sienten la sed** o que no pueden hidratarse por ellas mismas, lo cual es, a veces, el caso de las personas mayores o de personas que han perdido autonomía.

7. ¿Cómo se puede detectar el estado hiperosmolar?

El estado hiperosmolar se manifiesta en general por una **sed intensa y orina frecuente y abundante**. Una glucemia capilar superior a 360 mg/dl es regla. Pero, en general, hay ausencia de cuerpos cetónicos en la orina.

8. ¿Cómo se puede evitar el estado hiperosmolar?

Hay que seguir las siguientes recomendaciones:

- **Hidratarse bien** si la glucemia es elevada o si aumenta la frecuencia y abundancia de la orina debido a una glucemia elevada.
- Verificar regularmente su **glucemia** y hacerlo más frecuentemente en períodos de enfermedad o de mucho estrés.
- Respetar el **régimen de alimentación** recomendado por el dietista.
- Tomar los **medicamentos** antidiabéticos tal como han sido prescritos.
- Seguir las **recomendaciones** del médico y el dietista con respecto a los alimentos sólidos y líquidos, y a las dosis de antidiabéticos a tomar cuando una enfermedad haga imposible una alimentación normal.

CAPÍTULO 22

Las complicaciones asociadas a la diabetes

1. ¿Cuáles son las complicaciones que, a largo plazo, pueden ser asociadas a la diabetes?

Después de varios años, si se tiene con frecuencia glucemia elevada, es posible que surjan ciertas complicaciones que afecten:

- Los ojos
- Los riñones
- Los nervios
- El corazón y los vasos sanguíneos

2. ¿De qué manera puede afectar los ojos la diabetes?

Con el tiempo, la hiperglucemia puede provocar cambios en los vasos* pequeños del fondo del ojo, lo cual puede afectar la circulación y producir hemorragias, padecimiento conocido como retinopatía. Si la diabetes y la retinopatía no son tratadas adecuadamente, esto puede conducir a la pérdida de la vista.

---

* Vaso es cualquier conducto del cuerpo por el que circule un líquido orgánico, como la sangre. Las venas, por ejemplo son vasos.

3. ¿Cómo podemos saber si los ojos han sido afectados por la diabetes?

Si el fondo del ojo ha sido afectado, puede dar la impresión de ver telarañas o manchas en el campo de visión. Es necesario entonces ver a un oftalmólogo, es decir, un especialista en enfermedades de los ojos.

No obstante, a veces puede haber cambios en el fondo del ojo que no provoquen problemas de visión. De ahí la **importancia de consultar anualmente a un oftalmólogo**. Alteraciones temporales, como la visión borrosa, pueden resultar de variaciones en la concentración de azúcar en la sangre. **La hiperglucemia y la hipoglucemia pueden provocar visión borrosa,** pero esto se corrige normalizando la glucemia.

4. ¿Cómo se pueden proteger los ojos?

Los ojos se pueden proteger:

- **Manteniendo su glucemia lo más cerca posible de lo normal.**
- **Consultando al oftalmólogo una vez al año.**

5. ¿De qué manera puede afectar los riñones la diabetes?

A largo plazo, la hiperglucemia puede provocar **cambios en los vasos pequeños de los riñones** y comprometer su funcionamiento de filtración y purificación, lo que se conoce como nefropatía. Si la diabetes no está bien controlada, puede desembocar hasta en una pérdida total de la función renal, (es decir:

a que los riñones dejen de funcionar). El paciente debe entonces ser sometido a diálisis (riñón artificial) o hacerse un transplante de riñón.

6. ¿Cómo se puede saber si nuestros riñones ya han sido afectados por la diabetes?

Por medio de análisis de laboratorio se puede detectar si hay daño en los riñones, principalmente por la presencia de micro-al-
buminuria (es decir, pequeñas cantidades de albúmina) en la
orina. La aparición de una presión arterial elevada puede también anunciar el principio de una afección de los riñones.

7. ¿Cómo podemos proteger nuestros riñones?

Usted puede proteger sus riñones:

- **Manteniendo su glucemia lo más cerca posible de lo normal.**
- **Revisando su presión arterial regularmente.**
- **Haciéndose análisis para detectar la presencia de albúmina en la sangre una vez al año.**

8. ¿De qué manera puede afectar los nervios la diabetes?

A largo plazo, la hiperglucemia puede causar **daños en los nervios,** sobre todo los de las extremidades, pero también los de los
órganos genitales, el estómago y los intestinos, lo que se conoce como **neuropatía.**

9. ¿Cómo podemos saber si nuestros nervios ya han sido afectados por la diabetes?

La afectación de los nervios se manifiesta generalmente por una **disminución de la sensibilidad al dolor, al calor y al frío** en las extremidades; también se puede manifestar por una sensación de piquetes o de quemadura. Pero el diagnóstico tiene que ser confirmado por el médico o por una prueba especial llamada electromiograma (EMG).

En el hombre, **la función sexual también puede resultar afectada.**

Cuando los nervios del estómago son afectados, ocurre con lentitud en el vaciado del estómago, que se conoce como **gastropereza.** Esto generalmente se manifiesta por una sensación de inflamación y/o por regurgitamientos después de las comidas. La absorción de los alimentos se hace irregular, y esto puede explicar el mal control de la glucemia (hiperglucemia e hipoglucemia). El diagnóstico deberá ser confirmado por una prueba de vaciado gástrico.

Cuando los nervios del intestino son afectados, se manifiesta por episodios de estreñimiento alternados con diarreas.

10. ¿Cuál es el mayor riesgo que se corre cuando se han afectado los nervios de las extremidades?

El mayor riesgo de la pérdida de sensibilidad, sobre todo en los pies, es **lastimarse** (por zapatos incómodos, agua caliente, agujas, etcétera.) **sin que uno se dé cuenta;** porque la herida puede infectarse y, si la circulación está afectada, puede conducir a una **gangrena** y requerir la amputación de algún miembro.

11. ¿Cómo puede uno prevenir la afectación de los nervios y sus complicaciones?

Uno puede prevenir la afectación de los nervios y sus complicaciones:

- Controlando bien su glucemia.
- Tomando precauciones para evitar los traumatismos y las quemaduras en los pies.
- Revisando diariamente sus pies.
- Consultando al médico a la menor herida.
- Revisando todo problema digestivo.

12. ¿Cómo puede la diabetes afectar el corazón y los vasos sanguíneos?

La diabetes puede afectar el corazón y los vasos sanguíneos acelerando el proceso denominado arteriosclerosis, es decir, el espesamiento y el endurecimiento de las arterias. Esto puede provocar el bloqueo de la circulación en ciertas partes del cuerpo, como el corazón, los miembros inferiores o incluso el cerebro.

13. ¿Cuáles son los peligros de este deterioro en lo que se refiere al corazón y los vasos sanguíneos?

Dependiendo de la parte del cuerpo afectada, los peligros de la arteriosclerosis son:

- El corazón ————————→ **infarto al miocardio**
- El cerebro ————————→ **parálisis**
- Los miembros inferiores ——→ **gangrena**

14. ¿Cómo podemos saber si el corazón y los vasos sanguíneos ya han sido afectados por la diabetes?

Los siguientes signos pueden indicar la presencia de arteriosclerosis:

- Cicatrización lenta.
- Dolor en el pecho después de un esfuerzo.
- Dolor en la parte posterior de los muslos al caminar.

No obstante, la arteriosclerosis, sobre todo al principio, puede no ser advertida. Solamente un examen médico permitirá su diagnóstico, así como la realización de pruebas especiales, como un electrocardiograma en reposo o en esfuerzo, una radiografía del abdomen (en busca de calcificaciones vasculares), un *doppler*, etcétera.

15. ¿Cómo se puede prevenir la afectación del corazón y de los vasos sanguíneos por la diabetes?

Uno puede disminuir los riesgos de afectar el corazón y los vasos sanguíneos:

- Controlando bien su glucemia.
- Revisando su presión arterial regularmente.
- Evitando lo más posible el consumo de grasas saturadas (de origen animal principalmente).
- Verificando regularmente su tasa de lípidos sanguíneos.
- Dejando de fumar.

CAPÍTULO 23

El cuidado de los pies

1. ¿Por qué la persona diabética debe tener un cuidado especial de sus pies?

Porque sus pies son más frágiles que los de las personas no diabéticas. De hecho, a largo plazo, la hiperglucemia puede provocar los siguientes problemas en los pies:

- Afectar los nervios con pérdida de la sensibilidad al dolor, al calor o al frío.
- Tendencia de la piel a ser más fina y más seca, a irritarse más fácilmente y a formar callos en puntos de presión.
- Tendencia de las arterias a espesarse y endurecerse, comprometiendo así la circulación en los pies.
- Disminución de la capacidad de defensa del organismo en caso de infección microbiana.

2. ¿Cómo puede la persona diabética disminuir el riesgo de tener problemas en los pies?

Uno puede limitar los riesgos de tener problemas en los pies:

- Controlando bien su glucemia.
- Dejando de fumar, si es el caso.
- Bajando de peso si es necesario.
- Reduciendo el consumo de alcohol, si es el caso.

- Haciendo ejercicio regularmente.
- Consultando a un podiatra.

3. ¿Cuáles son los diez mandamientos del cuidado de los pies para una persona diabética?

- **Revisarse los pies** todos los días; si es necesario, pedir la ayuda de un familiar.
- **Nunca andar descalzo**, ni en la propia casa, y sobre todo en la playa.
- **Lavarse los pies todos los días con agua tibia** y jabón. Verificar la temperatura del agua con un termómetro (menos de 35° C). Evitar los baños de pies prolongados. Secar muy bien los pies, sobre todo entre los dedos (incluso con una secadora de pelo).
- **Si la piel está muy seca,** aplicar una crema hidratante neutra. Tallar con piedra pómez las zonas de hiperqueratosis, es decir, los callos.
- **Conservar las uñas lo suficientemente largas** y limarlas, más que cortarlas. Esto es muy importante para evitar que las uñas se entierren en la piel.
- **Jamás curarse uno mismo** *los callos, ampollas y uñas enterradas.* ¡Nada de "cirugía en el baño"! ¡Informe al pedicurista de su diabetes!
- **Cambiar de zapatos todos los días.**
- **Elegir bien los zapatos:** deben ser suaves y suficientemente grandes. Asegurarse de que no haya objetos extraños en su interior. Evitar los tacones altos. Los zapatos nuevos deben ablandarse gradualmente (por ejemplo, usarlos durante media hora al día, al principio).

- **Evitar quemaduras por calor** (ampollas, agua caliente, insolaciones) o por frío (exponerse a temperaturas muy bajas). No utilizar callicidas ni productos agresivos.
- **Avisar inmediatamente** a su médico sobre cualquier lesión o coloración sospechosa.

CAPÍTULO 24

Vivir con la diabetes

1. ¿Por qué siempre hay un psicólogo en la unidad de diabetes de un hospital?

Porque el estrés juega un papel importante en la regulación de la glucemia. El psicólogo es un especialista del comportamiento humano. Él le ayudará a identificar sus fuentes de estrés, sus reacciones ante éste y a trabajar sus actitudes y comportamientos para así poder manejarlo. Tratará de darle un enfoque global de la enfermedad, que favorezca un mejor manejo de ésta por parte de la persona diabética.

El tratamiento intensivo de la diabetes reduce considerablemente la aparición de complicaciones oculares, nerviosas y renales, ayudando a las personas diabéticas a vivir más tiempo y mejor. No olvide que de esta forma puede lograr una reducción de:

- 27% a 76% de la retinopatía diabética
- 34% a 57% de la nefropatía
- 60% de la neuropatía

2. ¿Por qué preocuparse del estrés?

Porque el estrés provoca reacciones fisiológicas. Favorece la secreción de las hormonas que hacen entrar en la sangre las reservas de glucosa almacenadas en el hígado. Además, el estrés hace que disminuya el efecto de la insulina, porque aumenta la resistencia de las células del cuerpo a su acción. Por lo tanto, el estrés puede alterar el control de la glucemia volviéndola muy inestable.

3. ¿El estrés es causa de diabetes?

Muchos pacientes creen que el estrés es responsable de su diabetes. Y relacionan algún evento desafortunado con la aparición de la enfermedad. No hay duda alguna de que existe una relación entre el estrés provocado por las tensiones psicológicas y la regulación de la glucemia. Sin embargo, **no hay pruebas contundentes de que el estrés provoque la diabetes**. Bajo el efecto de un *shock*, un paciente que, a pesar de tener ya la enfermedad, aún no presentara ningún síntoma, podría desarrollar la enfermedad y volverse un diabético "activo".

4. ¿Cuáles son las causas de estrés específicas de la diabetes?

Ciertas formas de estrés que suelen tener los diabéticos se relacionan con el **rechazo a la enfermedad y al modo de vida que ésta impone**; otras tensiones se deben al miedo a los efectos de la enfermedad a corto y largo plazo. Estas tensiones crean perturbaciones que, como sus causas, pueden afectarnos en lo físico, lo psicológico y lo social.

5. ¿Cómo puede una persona diabética manejar más eficazmente el estrés?

Cuando a alguien se le diagnostica la enfermedad o una complicación seria de ésta, la persona inicia un trabajo de duelo por la pérdida de su estado de salud general. La persona diabética deberá esforzarse por aceptar su enfermedad y deberá aprender a vivir con la diabetes y sus caprichos. El primer paso hacia el manejo del estrés es **darse cuenta de éste.**

6. ¿Qué es un trabajo de duelo?

Entendemos por duelo toda situación en la que una **persona vive una pérdida.** En este caso, se trata del duelo por su salud. El trabajo de duelo es fundamental en todas las pruebas de la vida.

Debemos saber que un **duelo es un proceso que pasa por varias etapas en el tiempo.** Las emociones que lo acompañan vienen y van de manera desordenada. A veces, uno cree que el duelo está resuelto, y cuando menos lo esperamos, todo comienza otra vez. Las emociones surgen de nuevo para tender hacia un grado superior de aceptación.

7. ¿Cómo se logra la aceptación de la enfermedad?

Primero, otorgando un **valor de cambio a los sentimientos negativos que uno siente.** Estos sentimientos están ahí libres, ¡más libres que usted! Entonces, usted piensa: "Esto es más fuerte que yo". Y no tiene control sobre lo que siente. Olvide la filosofía del "pensamiento positivo", que no significa nada. **Los sentimientos negativos no son malos,** sólo son desagradables.

Es normal reaccionar negativamente y usted debe, antes que nada, darse el tiempo necesario para tomar conciencia de estos sentimientos, para poder trabajar sobre las actitudes y los comportamientos negativos.

Sólo **tomando conciencia** de sus sentimientos y sus reacciones podrá usted resolver y superar el proceso de duelo. Usted no puede determinar el tiempo que le tomará aceptar esto. Pero tiene la responsabilidad de informarse y de observarse. Desafortunadamente, no existen indicadores de sentimientos como los hay de la glucemia.

Únicamente su autoobservación y la confianza que usted tenga en sus allegados lo ayudarán a poner la situación en perspectiva, para después llegar a manejar adecuadamente sus sentimientos, sus actitudes y su comportamiento.

8. ¿Cómo identificar las emociones asociadas al proceso de duelo?

Primero, tomando una actitud activa de aprendizaje: hay que conocer el proceso y aprender a nombrar las emociones. **Se trata de conocerse a sí mismo.**

El proceso de duelo es un **mecanismo de defensa inconsciente** que tiene por objetivo la adaptación a la realidad. Uno no tiene que pensar en nada: el proceso inicia solo.

9. ¿Cuáles son las emociones del duelo?

Se han identificado cinco. Todas ellas se presentan en nosotros, aunque no necesariamente en el orden que aparece aquí; vienen y van en forma desordenada. Son:

- *Negación o rechazo.* Durante esta fase, la persona se da cuenta de lo que pasa, pero niega los aspectos que le resultan demasiado insoportables, tales como la gravedad de la enfermedad o de sus complicaciones. Se trata de un meca-

nismo de defensa que permite evitar que nos "gane" la ansiedad. Aunque parezca poco razonable, la negación facilita el
trabajo psíquico que permite asimilar completa la realidad.

- *Indignación o rebeldía*. Durante esta fase, la persona sigue
en la negación, pero su enojo, más o menos agresivo, implica ya una cierta toma de conciencia. La agresividad le permite soportar un poco mejor la herida que ha sufrido.

- *Negociación o regateo*. Durante esta fase, la persona comienza a aceptar la realidad, pero pone condiciones a esa
aceptación, como para salvar o hacer que renazca su autoestima, seriamente afectada por la pérdida de integridad
(pues, al perder su salud, ya no conserva "íntegro" todo lo
que antes era).

- *Depresión*. Durante esta fase, la persona, de alguna manera
toma consciencia de la inutilidad de su negación. Vive más
dramáticamente la limitación que percibe en sí misma, y
tiene un sentimiento de incapacidad que quizá la haga re-
traerse y volverse dependiente de los demás.

- *Aceptación*. La persona acepta por fin su enfermedad de una
manera realista y activa. Como ha tomado las riendas de la
situación, su autoestima se refuerza y compensa la pérdida
de su integridad.

10. ¿Hay algo más que pueda hacer?

¡Claro! Aún tiene mucho que descubrir acerca de sí mismo.
Ahora que conoce por su nombre las emociones del duelo, puede intentar reconocerlas tomando en cuenta su personalidad y
su enfermedad.

Las hormonas influyen sobre el humor y los estados de ánimo de la persona diabética. En la mayoría de los casos, la ansiedad o la depresión son de origen psicológico. Sin embargo, en la persona diabética, estos estados de ánimo son frecuentemente inducidos por el desequilibrio de la glucemia. La lectura de la glucemia es, por lo tanto, muy importante, porque va a permitir a la persona diabética adaptarse.

Sin embargo, como todo ser humano, la persona diabética tiene una vida emotiva que le es propia, y una personalidad desarrollada según la historia de su vida. Uno reacciona a la diabetes según su propia personalidad.

Recuerde que, si bien no puede controlar las emociones que siente, usted es responsable de su comportamiento. Aun llorando, usted debe hacer sus ejercicios. Aun desbordado por sus actividades, usted deberá medir su glucemia y preparar sus alimentos.

Seguramente, ahora comprende mejor la importancia de conocerse emotivamente para minimizar los efectos de la diabetes a largo plazo. Después de todo, su calidad de vida y su longevidad están en juego. Por lo tanto, es muy importante aprender a reconocer las situaciones que hacen aumentar el estrés, para poder controlarlo. De esta manera, usted llegará a reducir y prevenir las complicaciones asociadas a la diabetes.

Recuerde:
- Usted no controla sus emociones.
- Usted no controla el tiempo que tomará el proceso de duelo.
- Usted no es responsable de su enfermedad, pero sí de la forma de controlarla.

CAPÍTULO 25

Cómo manejar el estrés en la vida cotidiana

1. ¿Qué es el estrés?

Los expertos definen el estrés como "una respuesta no específica del organismo a toda situación que se le presenta". Dicho más sencillamente: el estrés es una función de la vida, como respirar o digerir. Sólo estando muertos dejamos de tener estrés. De hecho, uno reacciona ante cualquier evento, tanto en el plano físico como el psicológico, el social o el espiritual.

2. ¿Cuáles son las causas del estrés?

El estrés surge cuando a un individuo le ocurre algún evento al que percibe como abrumador y amenazante. Esto implica por lo menos dos condiciones:

- Que el evento sea importante para el individuo.
- Que haya un desequilibrio entre las exigencias del medio o las exigencias personales y la capacidad del individuo.

Por lo tanto, el estrés puede ser provocado por exigencias externas (presiones del ambiente medio físico o social) o por exigencias internas (conflicto psicológico, crisis personal, actitud).

3. ¿Cuáles son las fuentes de estrés?

Las fuentes de estrés son muy variadas, y el estrés es diferente en cada individuo: lo que para una persona es fuente de estrés, no necesariamente lo es para otra. Podemos definir tres grandes categorías de factores de estrés.

- *De origen físico*
  - La enfermedad y sus consecuencias
  - La fatiga
  - El dolor
- *De origen psicológico*
  - Las emociones
  - Las actitudes
  - Los comportamientos
- *De origen social*
  - Las relaciones interpersonales y profesionales
  - La muerte de un ser querido
  - Los cambios de vida (matrimonio, cambio de trabajo o domicilio, jubilación, etcétera)

Notemos que los acontecimientos felices (matrimonio, nacimiento de un hijo, un ascenso), tanto como los difíciles, pueden ser fuente de estrés.

4. ¿Qué influye en nuestra respuesta al estrés?

Varios factores influyen en nuestra respuesta al estrés. Entre ellos:

- Los *factores personales*: personalidad, experiencias pasadas, actitud.

- Las *emociones que surgen ante la enfermedad*: las etapas del duelo.
- Los *recursos de la persona*: herramientas de adaptación, apoyo, información.

5. ¿Cómo puede uno reconocer los síntomas del estrés?

Hay varios signos que indican la presencia de estrés:

- *Síntomas físicos*: aumento del ritmo cardíaco, de la presión arterial, de la tensión muscular, del ritmo respiratorio; fatiga crónica, dolor de cabeza o de espalda, congestionamiento del pecho, problemas digestivos, tics.
- *Síntomas psicológicos*: agresividad, depresión, crisis de llanto o incapacidad de llorar, sensación de insatisfacción y vacío, ambivalencia, baja concentración y atención, baja motivación, baja autoestima, pesadillas.
- *Síntomas del comportamiento*: irritabilidad, crisis de enojo, actitud demasiado crítica, olvidos, indecisión, disminución de la productividad, aumento en el consumo (de tabaco, alcohol, comida, medicamentos) o pérdida del apetito, problemas sexuales.

En general, somos capaces de enfrentar adecuadamente un estrés ocasional. Pero también es posible sufrir un estrés frecuente, persistente e intenso que se apodera de nuestro cuerpo y provoca estados psicológicos indeseables. El estrés forma parte la vida humana, no lo podemos eliminar. Pero sí podemos aprender a manejarlo y a minimizar sus efectos.

6. ¿Cómo podemos mejorar nuestra respuesta al estrés?

Primero, cada quien debe identificar cuáles son los factores que le causan estrés y cuáles son los síntomas con los que lo manifiestan. Y debe tomar conciencia de que su estado de estrés constituye un punto de partida para el trabajo sobre sí mismo. Posteriormente, tiene que evaluar la situación y decidir qué acciones puede aplicar. Se establecen entonces objetivos simples y realistas con el fin de lograr nuestra meta. También hay que tomar conciencia, poco a poco, de las emociones involucradas, y trabajar sobre las propias actitudes. Se trata de un trabajo a largo plazo, de un camino personal.

7. ¿Cuáles son las actitudes y los comportamientos que facilitan la adaptación del paciente a la diabetes?

- *Controlar bien la enfermedad*: verificar regularmente su glucemia, alimentarse bien, hacer ejercicio, informarse sobre la enfermedad, cuidarse, asumir la responsabilidad de su salud.
- *Enfrentar los factores externos de estrés*: administrar bien su tiempo (planificar, definir prioridades, etcétera), realizar cambios graduales, cambiar de ambiente si es necesario, tener actividades satisfactorias, prepararse para enfrentar el estrés (relajación), actuar lo más pronto posible y gradualmente.
- *Enfrentar los factores psicológicos de estrés*: controlar las ideas irracionales, las creencias, abrirse a otras formas de vida, pensar en términos de problemas por resolver, buscar algu-

na clase de apoyo (familia, amigos, grupos de autoayuda). Hablar y compartir con otras personas su situación le ayudará a sentirse mejor; consulte a un especialista si es necesario.

8. ¿Hay que hablar con los familiares y seres queridos?

Usted debe comprender, sobre todo al principio de la enfermedad que, tanto como usted, sus familiares se hallan en estado de *shock*. Es importante hablar con ellos: sus seres queridos se preocupan por usted y necesitan información para ayudarle de una forma adecuada. La comunicación siempre es importante, y usted deberá ayudarles. Es importante difundir en su entorno la información general sobre la diabetes, el régimen de vida y las complicaciones posibles, para que ellos puedan ayudarle y apoyarlo. Expresar sus necesidades y expectativas es un primer paso para lograr un buen entendimiento y mayor seguridad.

9. ¿Qué reacciones podemos esperar de parte de nuestros seres queridos?

Frecuentemente, sus seres queridos querrán ayudarlo pero no sabrán cómo. En ocasiones, usted tendrá la impresión de que quieren controlar todo lo que hace, diciéndole qué hacer y qué no hacer; o por el contrario, minimizarán la enfermedad, incitándole a dejar "el buen camino". Generalmente, la falta de información es la fuente de estos problemas; por lo tanto, deberá proporcionarles información sobre la enfermedad, sobre sus necesidades y expectativas. Recuerde que usted es autónomo y controla su propia vida.

10. ¿Debemos hablar de nuestra enfermedad en el trabajo?

Es importante hacerse de aliados. En caso de emergencia, estas personas podrán ayudarlo. Es su responsabilidad crear un clima de seguridad alrededor de usted. Lograrlo contribuirá a reducir su nivel de estrés, y no lograrlo, lo aumentará.

11. ¿Cómo conservar la motivación?

La motivación es esencial para el éxito en el control de la diabetes. No siempre es fácil seguir las recomendaciones del tratamiento, pero ciertos factores le pueden ayudar:

- Adopte actitudes realistas y diríjase hacia la aceptación de la enfermedad.
- Conozca bien su enfermedad: infórmese para poder elegir claramente.
- Siéntase involucrado: después de todo, ¡se trata de su salud!
- Mantenga una buena relación con su médico: ambos forman un equipo.
- Establezca objetivos realistas y sepa reconocer los progresos, incluso los pequeños.
- Busque nuevos caminos, pero hágalo gradualmente: cambiar comportamientos requiere de tiempo.
- Acepte el apoyo de otros: ayuda mucho hablar, confiar en alguien, compartir con otros.
- Negocie con su entorno: exprese sus necesidades y sea flexible.
- Evite el "todo o nada": va a tener tropiezos, errar es humano.

12. ¿En qué consiste la relajación?

La relajación es una excelente herramienta para controlar el estrés. Así como el estrés produce una serie de reacciones, como la estimulación de varias funciones fisiológicas (cardiovasculares, respiratorias, musculares, entre otras), la relajación produce una disminución de estas mismas funciones, y reestablece el equilibrio fisiológico y psicológico. Pero no se queda sólo en este nivel, su efecto es mucho más profundo.

13. ¿Hay ejercicios de relajación que se puedan hacer fácilmente?

Existen varias técnicas, las más conocidas son:

- La relajación activa, que consiste en alternar tensión y relajación.
- La relajación pasiva, que consiste en relajar gradualmente todas las partes del cuerpo nombrándolas interiormente.

Lo importante es parar, alejarse de estímulos externos (como la luz, el ruido, la actividad) y sentarse, cerrar los ojos, respirar profundamente a su ritmo. A los pocos minutos notará que su respiración se hace más lenta. Entonces, repase todas las partes de su cuerpo, comenzando por los pies y terminando con la cabeza. Se sentirá relajado, experimentará una sensación de calor, de pesadez agradable y de calma. Con la práctica, le bastarán cinco minutos e incluso podrá alcanzar este estado de relajación en cualquier lugar donde esté, incluso en lugares públicos. Se trata de una práctica, es fácil, accesible a todos y sobre todo, ¡muy eficaz!

14. ¿Existen herramientas que faciliten la relajación?

Generalmente, en las librerías esotéricas existen casetes con ejercicios de relajación o meditación guiados. También existe una amplia bibliografía sobre meditación y relajación. Experimente y elija lo mejor para usted.

CAPÍTULO 26

Sexualidad y planificación familiar

1. ¿Puede la diabetes influir en la expresión de la sexualidad del paciente?

Tanto en el hombre como en la mujer, la diabetes puede ser responsable de ciertos problemas capaces de influir en la expresión de su sexualidad. Sin embargo, en la mujer, los problemas son más discretos y no impiden el acto sexual, por lo que han sido menos estudiados y no se les conocen bien. En cambio, en el hombre, si la glucemia se mantiene elevada en forma crónica (es decir, habitualmente), puede incapacitarlo para tener relaciones sexuales satisfactorias, lo que es conocido como impotencia sexual.

2. ¿Todos los hombres diabéticos padecen de impotencia sexual?

No. No necesariamente todos los hombres diabéticos padecen de impotencia sexual.

3. ¿De qué manera la diabetes puede causar impotencia sexual en el hombre?

A largo plazo, la hiperglucemia puede causar dos problemas en el pene:

- Un daño en los nervios.

- Un engrosamiento y endurecimiento de las arterias que puede afectar la circulación.

Estos dos problemas, individualmente o combinados, pueden ser responsables de una incapacidad total o parcial de tener una erección y por lo tanto, de la impotencia sexual.

Un mal control de la diabetes que afecte el estado general de salud puede también ser acompañado de impotencia sexual. En ese caso, la corrección de la hiperglucemia permite generalmente reestablecer la función sexual.

4. En el hombre diabético, ¿la impotencia sexual se debe siempre a la diabetes?

No. Muy frecuentemente, los hombres diabéticos deben su impotencia sexual a causas que no tienen nada que ver con su enfermedad. Entre ellas están:

- Ciertos medicamentos.
- Ciertos problemas hormonales.
- Ciertos problemas psicológicos.

5. ¿Cómo se puede prevenir la impotencia sexual en el hombre diabético?

Es posible disminuir los riesgos de impotencia sexual:

- Controlando bien la glucemia.
- Respetando lo más posible el régimen alimenticio, sobre todo en lo que respecta a las grasas.
- Y en caso de que acostumbre fumar, dejando el cigarro.

6. ¿Cómo se evalúa la impotencia sexual en el hombre?

Para evaluar la impotencia sexual, uno debe realizarse los siguientes análisis:

- *Doppler* peniano para verificar la circulación.
- Electromiograma (EMG) del pene, para medir la conducción nerviosa.
- Análisis del nivel de ciertas hormonas.
- Evaluación de la erección nocturna.
- Evaluación psicológica, si estos análisis resultan negativos.

7. ¿Es tratable la impotencia sexual en el hombre diabético?

Sí. Pero hay que identificar bien las causas para aplicar el tratamiento adecuado:

- Un mejor control de la glucemia podrá ser benéfico en ciertos casos.
- Todo posible problema hormonal deberá ser corregido.
- Quizá se debe eliminar, en lo posible, todo medicamento que pueda perturbar la función sexual.
- En algunos hombres, la toma de ciertos medicamentos antes de la relación puede inducir una erección que permita una relación sexual completa: inyección de prostaglandina en la base del pene, introducción de supositorios de prostaglandina en el uréter, medicamentos orales como el Viagra.

Existen varios medicamentos en fase de evaluación, que en un futuro cercano deberán aparecer en el mercado.

- Si hay un malfuncionamiento eréctil orgánico grave, se podría recurrir a una prótesis peniana.
- Finalmente, en muchos casos, es importante llevar una terapia sexual dirigida por un sexólogo, ya sea para ayudar a la persona diabética a adaptarse a sus dificultades sexuales, o para tratar un componente psicológico responsable de los problemas sexuales.

8. ¿Existen riesgos relacionados con el embarazo en las mujeres diabéticas?

Sí. Para las mujeres diabéticas, el embarazo puede estar acompañado de ciertos riesgos, particularmente si la glucemia no está bien controlada. Los riesgos son de tres órdenes:

- Riesgos para la madre:
  - Complicaciones diabéticas
  - Infecciones urinarias
  - Acidocetosis (para la persona que sufre de diabetes tipo 1)
  - Hipoglucemia severa
- Riesgos para el bebé:
  - Aborto espontáneo
  - Malformaciones
  - Muerte en el útero
  - Bebé prematuro
  - Hipoglucemia en el nacimiento
- Riesgos para la madre y el bebé:
  - Toxemia del embarazo, caracterizado por hipertensión, presencia de proteínas en la orina y un edema en los miembros inferiores.

9. ¿Cómo se pueden prevenir las complicaciones relacionadas con el embarazo en la mujer diabética?

En general, es posible prevenir estas complicaciones. Pero es esencial que la mujer diabética consulte a su médico antes de decidir embarazarse. Es fundamental:

- Evaluar y tratar las complicaciones, especialmente en los ojos, que podrían agravarse durante el embarazo.
- Controlar lo mejor posible la glucemia para limitar los riesgos de malformación.

Solamente si cumple estas condiciones la mujer diabética podrá considerar la posibilidad de embarazarse.

10. ¿Existen riesgos de complicaciones en la mujer diabética durante el embarazo?

Sí. Ciertas complicaciones asociadas a la diabetes implican riesgos elevados para la madre:

- Riesgos de insuficiencia cardíaca
- Riesgos de hipertensión arterial severa
- Riesgos de daño en los riñones, con pérdida severa de la función renal
- Riesgos de daño severo en los ojos

Cuando algo de esto se produce, hay que considerar la interrupción terapéutica del embarazo.

11. ¿Hay riesgo de que un bebé desarrolle la diabetes cuando uno de los padres es diabético?

Si uno de los padres sufre diabetes tipo 1, el riesgo de que el niño desarrolle diabetes a largo plazo es de 5%.

Si uno de los padres sufre diabetes tipo 2, el riesgo de que el niño desarrolle diabetes a largo plazo es de 25%.

12. ¿De qué métodos anticonceptivos dispone la mujer diabética?

No existen métodos anticonceptivos particulares para la mujer diabética. Pero ciertos métodos implican para ella riesgos más elevados que para las mujeres no diabéticas. Y son de dos clases:

- La contracepción hormonal:
  - ◆ Las pastillas combinadas contienen dos hormonas, estrógeno y progesterona. Son eficaces, pero pueden implicar ciertos riesgos para la glucemia y los vasos sanguíneos.
  - ◆ Las pastillas progestativas en microdosis contienen una dosis baja de progesterona. Son eficaces y tienen poco efecto en la glucemia, pero se desconocen sus posibles efectos a largo plazo en los vasos sanguíneos.
  - ◆ Las pastillas progestativas en macrodosis contienen una fuerte dosis de progesterona. Son eficaces y no tienen efecto en la glucemia ni en los vasos sanguíneos.
- La contracepción mecánica:
  - ◆ Los dispositivos intrauterinos son eficaces y no tienen riesgo de infección si la mujer diabética controla bien su glucemia.

♦ Los métodos locales, como los preservativos, diafragmas y espermicidas, pueden ser utilizados sin peligro por la mujer diabética.

La elección debe hacerse en función de la edad de la mujer, la duración y el nivel de control de la diabetes, las complicaciones, el tabaquismo, el número de embarazos anteriores y, sobre todo, las preferencias de la mujer y su pareja.

13. ¿Qué medios de esterilización existen para la mujer diabética y su pareja?

La esterilización es una opción que se condiera sobre todo para las mujeres que ya han tenido varios embarazos, particularmente si han tenido complicaciones debidas a la diabetes. Para estas mujeres existe:

- La ligadura de trompas.
- La vasectomía en la pareja.

14. ¿Puede la mujer diabética menopáusica tomar hormonas?

En general, la mujer diabética menopáusica puede tomar hormonas: estrógenos o progestativos.

Sin embargo, la decisión de tomar estrógenos conlleva ciertos riesgos en los siguientes casos:

- Antecedentes de tromboflebitis
- Antecedentes de problemas vasculares cerebrales en las mujeres que fuman
- Antecedentes de tratamiento de cáncer de seno

CAPÍTULO 27

El servicio médico

1. ¿Qué factores debe considerar la persona diabética en cuanto a su vida laboral?

Es importante que mencione su estado de salud:

- La Ley Federal del Trabajo protege a la persona diabética contra toda discriminación por su salud.
- La persona diabética debe ser lo más franca posible con su patrón y sus compañeros en el trabajo, siempre tomando en cuenta el contexto laboral (es importante informarles de las medidas a tomar en caso de crisis de hipoglucemia, por ejemplo).
- La persona diabética deberá evitar ciertos oficios o profesiones, como piloto, bombero, chofer de ambulancias, instalador de líneas de alta tensión, etcétera.
  - Algunos empleos pueden causar problemas a las personas diabéticas: tratamiento de lodos en plantas de tratamiento de aguas, por el gran riesgo de infección que implica; cocinero, porque respetar el régimen alimenticio se vuelve muy difícil; joyero, porque requiere de una gran agudeza visual, etcétera.

Subrayemos que la persona diabética en busca de empleo puede tener algunas ventajas debidas a las exigencias de su enfermedad, que le obligan a desarrollar ciertas cualidades como disciplina, regularidad, perseverancia, hábitos de vida más sanos, etcétera.

Comportamiento en el trabajo:

- Al principio, es posible que el patrón o los compañeros cambien de actitud con la persona diabética. Esto es un aspecto previsible y temporal del proceso de adaptación al cual se ve sometido nuestro entorno laboral.
- La persona diabética tiene, como todo individuo, el derecho fundamental de ser considerada como un miembro con plenos derechos de la sociedad. Como tal el trabajo es un medio primordial en su autorealización.

2. ¿Cuáles son los factores a considerar por la persona diabética en lo que concierne a la licencia de conducir?

- Conducir un auto es un privilegio, no es un derecho absoluto y sin reservas.
  - ♦ Debe revisar las disposiciones del reglamento de tránsito vigente que la afecten.
- Impacto de la diabetes.
  - ♦ Para la persona diabética, la hipoglucemia es la complicación más frecuente. Se produce sobre todo en las que sean tratadas con insulina y, más raramente, en las que toman sulfoniluros (que estimulan la producción de insulina).
  - ♦ La diabetes puede ocasionar problemas en la actividad visual y en el campo visual. Y, evidentemente, la visión juega un papel fundamental en el manejo de un vehículo.
- Evaluación médica.

De todas maneras, por su propia seguridad, la persona diabética deberá someterse a una evaluación por parte de su médico y su oftalmólogo para determinar si debe o no manejar.

La obligación legal de todo conductor es declarar, al solicitar su licencia o renovarla, cualquier enfermedad o disfunción que pudiera afectar su capacidad de conducir un vehículo.

Una declaración falsa hace al conductor totalmente responsable, lo que puede tener graves consecuencias en caso de accidente.

A título preventivo, es indispensable:

- Siempre llevar consigo algún azúcar de absorción rápida.
- Evitar conducir durante largos períodos de tiempo sin detenerse.
- No saltarse comidas ni colaciones.
- Contar con provisiones de alimentos en caso de que se pase la hora de la comida.

3. ¿Qué factores deberán tomar en cuenta las personas diabéticas en cuanto a los seguros?

- Los seguros contratados antes del diagnóstico de diabetes seguirán en vigor después de éste, en las mismas condiciones.
- Al momento de solicitar un seguro nuevo, la persona diabética debe proporcionar una evaluación medica que refleje su nivel de riesgo. Cada persona es considerada como un caso particular.
- La persona diabética deberá consultar a varias compañías de seguros antes de firmar un contrato. Cada aseguradora tiene sus particularidades en cuanto a los métodos de evaluación.

- Los contratos de seguro pueden proponer diferentes opciones a la persona diabética, como:

  - Una prima extra, de costo muy variable, que puede aumentar de un año al otro dependiendo de la evaluación del nivel de riesgo de cada individuo.
  - Un contrato de seguro a precio fijo de tipo "opción salud", en el que la admisión y el mantenimiento de la protección dependen de criterios relativos a la calidad del control de la diabetes.

Seguros colectivos:

- Las personas diabéticas se benefician, como los demás empleados, de los seguros obligatorios. En cuanto a las protecciones opcionales, la persona diabética puede estar incluida (sin una prima extra) si lo solicita oportunamente. Cuando no es así, generalmente se le niega la adhesión.
- Al dejar el empleo, los contratos de seguro colectivos pueden convertirse en seguros individuales.

4. ¿Qué factores deben considerar las personas diabéticas en lo que concierne a la familia?

- La familia es una unidad. La enfermedad, las heridas, las separaciones que afectan a un miembro de la familia, afectan al resto de los miembros.
- La familia es un conjunto donde todos los problemas afectan a todos los miembros en diferentes grados.
- Existe una relación muy fuerte entre la familia y el estado de salud de sus miembros: la función de la familia es promover

la salud de sus miembros, prevenir las enfermedades y mantener una salud óptima.

- Para aumentar el bienestar de la familia, todos los miembros y no sólo la persona diabética, deberán ser informados de la salud de ésta.
- La comunicación entre los miembros de una familia es de la mayor importancia.

CAPÍTULO 28

La investigación: perspectivas para el futuro

Los continuos progresos de la investigación hacen esperar no sólo nuevos tratamientos que permitirán controlar mejor la diabetes, sino también la posibilidad de sanar e incluso prevenir la enfermedad y sus complicaciones.

En efecto, actualmente se estudian nuevos medicamentos antidiabéticos, de los cuales se distinguen cinco grandes clases:

- Los que retardan la absorción de los azúcares por el intestino (el GLP-1, el amilino y el miglitol).
- Los que estimulan la secreción de la insulina por el páncreas (un derivado de la D-fenilalanina, el DJN608).
- Los que amplifican la acción de la insulina (la troglitazona, la rosiglitazona, el GI262770X, el JTT-501 y la moxonidina).
- Los que imitan la acción de la insulina (el vanadium y el IGF-1).
- Las insulinas y análogos de la insulina (insulina de acción prolongada, HOE901, insulina de acción intermedia, protamina-lispro e insulina de acción muy rápida en inhalación).

En Quebec, el transplante de páncreas se practica ya con éxito en diferentes hospitales. Los dos problemas principales que plantea esta opción son la escasez de donadores y los efectos secundarios de los medicamentos contra el rechazo.

Varios equipos de investigadores estudian actualmente la posibilidad de no transplantar el páncreas, sino sólo las células del páncreas que fabrican la insulina. Particularmente, se estudia la posibilidad de meter estas células por medio de microcápsulas, lo que evitaría el rechazo. Gracias a este método, se podría transplantar con éxito y sin rechazo células pancreáticas de una especie animal a otra. La posibilidad de transplantar por microcápsulas células de páncreas animales (de puerco, por ejemplo) a una persona diabética eliminaría el problema de los donadores y el rechazo.

Además, continúan las investigaciones para el diseño de un páncreas artificial miniaturizado. En este campo, el problema más importante consiste en desarrollar un microdetector de glucosa. Actualmente, se estudian algunas opciones prometedoras.

Por último, el reto más grande para los investigadores consiste en la prevención de la diabetes y sus complicaciones. Gracias a una mejor comprensión de los mecanismos fisiopatológicos responsables de las complicaciones de la diabetes, algunos estudios evalúan actualmente ciertos medicamentos que podrían prevenir las complicaciones independientemente del control de la glucemia. Uno de estos medicamentos es la guanidina, que limita la formación de productos glucolisados (proteínas ligadas a un azúcar), un proceso involucrado en el desarrollo de las complicaciones de la diabetes.

En el caso de la diabetes tipo 1, sabemos que la predisposición a la enfermedad se transmite genéticamente y que ciertos factores ambientales, como los virus, por ejemplo, desencadenan la enfermedad y favorecen la producción de anticuerpos que destruyen las células del páncreas que fabrican la insulina. Actualmente, es posible identificar ciertos genes asociados a un riesgo mayor de desarrollar la enfermedad. También se puede medir la aparición de los anticuerpos alrededor de cinco años antes de que se desencadene la enfermedad. Algunos estudios investigan la posibilidad, en los grupos de personas con riesgo elevado, de prevenir la enfermedad mediante tratamientos que bloquean la producción de anticuerpos en el momento de su aparición. Sin embargo, todavía es muy pronto para sacar conclusiones.

En el caso de la diabetes tipo 2, sabemos que los principales factores involucrados en el desarrollo de la enfermedad son la resistencia a la insulina y la disminución de la capacidad de fabricación de insulina por el páncreas. También sabemos que la enfermedad es precedida por una fase, denominada "prediabética," de intolerancia a la glucosa. Es posible identificar fácilmente esta fase de intolerancia a la glucosa. Actualmente, se llevan a cabo en el mundo cinco estudios para poner a prueba, en las personas intolerantes a la glucosa, ciertos medicamentos que disminuyan la resistencia a la insulina o que protejan el páncreas. Los resultados de estos estudios se publicarán aproximadamente dentro de cinco años.

Todos estos esfuerzos en la investigación sobre la diabetes que se realizan en todo el mundo aportan una gran esperanza a las personas diabéticas.

Ácidos grasos: Son los elementos que forman las materias grasas. Pueden ser monoinsaturados, poliinsaturados y saturados.

Ácidos grasos monoinsaturados: Grasas líquidas a temperatura ambiente que se encuentran en proporción importante en el aceite de oliva, el aceite de canola y el de almendras. Los ácidos grasos monoinsaturados hacen bajar la tasa de colesterol y la del colesterol LDL (*low density lipoproteins*).

Ácidos grasos poliinsaturados: Grasas líquidas a temperatura ambiente que se encuentran en proporción importante en los aceites de maíz, soya y girasol.

Ácidos grasos saturados: Grasas sólidas a temperatura ambiente, sobre todo de origen animal. Se les encuentra también en ciertos vegetales, como la nuez de coco, el aceite de palma o incluso en los aceites vegetales hidrogenados. Cuando se encuentra en cantidad importante en la alimentación, se asocia con concentraciones elevadas de colesterol sanguíneo.

Ácidos grasos trans: Ácidos grasos formados durante la hidrogenación total o parcial de los aceites. Parecen tener un efecto igualmente desfavorable tanto en la tasa de colesterol como en la de ácidos grasos saturados.

Colesterol alimenticio: Sustancia grasa, de origen animal solamente, que se encuentra en la yema de huevo, las carnes y productos derivados de la leche entera. Un consumo excesivo de estos elementos incrementa la tasa de colesterol sanguíneo.

"Colesterol bueno": Es el colesterol de las HDL (*high density lipoproteins*) o proteínas de alta densidad. Las HDL transportan el colesterol hasta el hígado donde es eliminado del organismo.

Diabetes de tipo 1: Diabetes insulinodependiente.

Diabetes de tipo 2: Diabetes no dependiente de la insulina.

Fibra alimenticia: Sustancias vegetales no digeribles para el estómago o el intestino.

Hidratos de carbono (carbohidratos): Término general para designar todos los azúcares encontrados en los alimentos: almidón, fructosa, glucosa, lactosa, fibras.

Glucosa: Azúcar.

Glucagon: Hormona que se inyecta como la insulina y que sube la glucemia.

Glucemia: Concentración de azúcar en la sangre.

Glucemia capilar: Concentración de azúcar en una gota de sangre tomada de la punta del dedo.

Hidrogenación (hidrogenar): Procedimiento utilizado para endurecer un aceite y darle una consistencia más sólida. Este procedimiento conduce a la formación de ácidos grasos saturados y ácidos grasos trans.

Hiperglucemia: Elevación de la concentración de azúcar en la sangre.

Hipoglucemia: Disminución de la concentración de azúcar en la sangre.

"Colesterol malo": Es el colesterol de las LDL (*low density lipoproteins*) o proteínas de baja densidad. Las LDL acumulan el colesterol en la pared de las arterias. Los ácidos grasos saturados y los ácidos grasos trans de la alimentación aumentan la tasa de colesterol LDL.

Medicamentos antidiabéticos: Medicamentos que hacen bajar la glucemia.

Sulfoniluros: Medicamentos que estimulan el páncreas para producir más insulina.

Triglicéridos: Nombre que se da a las grasas que uno come y a las grasas corporales. Una pequeña fracción solamente debe encontrarse en la circulación sanguínea. Una tasa demasiado elevada de triglicéridos es un factor de riesgo de enfermedades cardiacas. Una alimentación rica en materias grasas, en glucidos y en alcohol aumenta la tasa de triglicéridos.

Esta obra se terminó de imprimir
en octubre de 2007, en los Talleres de

IREMA, S.A. de C.V.
Oculistas No. 43, Col. Sifón
09400, Iztapalapa, D.F.